Deepa Shetty
Anirban Chatterjee

Dor orofacial

Deepa Shetty
Anirban Chatterjee

Dor orofacial

Dilema para dignificar e desafios para tratar

ScienciaScripts

Imprint
Any brand names and product names mentioned in this book are subject to trademark, brand or patent protection and are trademarks or registered trademarks of their respective holders. The use of brand names, product names, common names, trade names, product descriptions etc. even without a particular marking in this work is in no way to be construed to mean that such names may be regarded as unrestricted in respect of trademark and brand protection legislation and could thus be used by anyone.

Cover image: www.ingimage.com

This book is a translation from the original published under ISBN 978-620-7-99797-8.

Publisher:
Sciencia Scripts
is a trademark of
Dodo Books Indian Ocean Ltd. and OmniScriptum S.R.L publishing group

120 High Road, East Finchley, London, N2 9ED, United Kingdom
Str. Armeneasca 28/1, office 1, Chisinau MD-2012, Republic of Moldova, Europe
Printed at: see last page
ISBN: 978-620-8-03478-8

DOR OROFACIAL
Dilema para diagnosticar e desafios para tratar

Índice

1. INTRODUÇÃO

O sistema nervoso tem a função crucial de alertar o corpo em caso de ameaça de lesão. A sensação de dor, pela sua natureza aversiva inerente, contribui para este objetivo, **Wall et al (2006).**[1] A dor é universalmente entendida como um sinal de doença; por conseguinte, é o sintoma mais comum que chama a atenção do doente para o médico **Harrison T.R. (2005).**[2] Sempre que algum tecido está a ser danificado, faz com que o indivíduo reaja para remover o estímulo da dor **Guyton A.C. (2011).**[3] Assim, o sistema sensorial da dor protege o corpo, ajuda a manter a função normal e a homeostase. Uma vez que diferentes doenças produzem diferentes padrões caraterísticos de danos nos tecidos, a qualidade, o tempo, o curso, a localização da queixa de dor do doente e a localização da sensibilidade fornecem pistas de diagnóstico importantes e são utilizadas para avaliar a resposta ao tratamento **Harrison T.R**. (2005). [2]

Em 1968, McCaffery definiu a dor como "o que quer que a pessoa que a experimenta diga que é, que existe sempre que ela diz que existe" **McCaffery M.** (1968).[4] Esta definição sublinha que a dor é uma experiência subjectiva sem medidas objectivas. Destaca também o papel do doente na definição da natureza e do tipo de dor e a dependência do clínico em relação ao relato da dor pelo próprio doente.

A Associação Internacional para o Estudo da Dor (IASP) definiu a dor como= uma experiência sensorial e emocional desagradável associada a danos reais ou potenciais nos tecidos ou descrita em termos desses danos. Por conseguinte, a perceção da dor não está correlacionada com o grau de lesão dos tecidos e a experiência e a expressão da dor de cada doente são diferentes **Davidson (2010).** [5]

A dor orofacial é uma especialidade que se ocupa do diagnóstico e da gestão de perturbações e síndromes crónicas, complexas, faciais e da ATM. Esta especialidade em medicina dentária desenvolveu-se ao longo de vários anos a partir da necessidade de compreender melhor um grupo de pacientes que, de alguma forma, não sofriam claramente de perturbações de dor dentária. A dor orofacial pode ser um sintoma associado a doenças comuns, como a dor de dentes, bem como a síndromes de dor orofacial pouco comuns. Assim, pode criar incerteza no diagnóstico, uma vez que muitas condições de dor orofacial têm apresentações sobrepostas. A profissão de dentista compreendeu a importância de um conhecimento profundo destas condições, de modo a obter um diagnóstico exato e a tratar estes doentes de forma adequada. Esta modificação da abordagem provocou várias alterações na educação, bem como nas actividades clínicas **Gupta R (2016).**[6]

2. HISTÓRIA DE DOR

Na Antiguidade, Homero pensava que a dor era o resultado das flechas lançadas pelos deuses. Aristóteles, que terá sido o primeiro a distinguir os 5 sentidos físicos, considerava a dor como a paixão da alma que resultava da intensificação de outras experiências sensoriais. Platão afirma que a dor tinha origem no interior do corpo. A Bíblia faz referência à dor não só em relação a ferimentos e doenças, mas também como uma angústia da alma. As palavras hebraicas utilizadas para exprimir pesar, tristeza e dor são utilizadas de forma bastante intercambiável nas escrituras.

No século XVII, René Descartes (1596-1650), cuja investigação e influência deram início a uma nova forma de pensar sobre a dor que atravessou três séculos. Deseartes[c] Principles of Philosophy foi publicado, em 1664, onde discutiu a dor nos membros fantasma. **Olson (2013).**[7]

Progresso no século XVIII: Mudanças nas filosofias médicas: O século XVIII é frequentemente referido como a Era do Iluminismo. Além disso, os pensamentos e sentimentos estavam a mudar no que diz respeito à perceção e definição da dor. **Damásio A. (1994).**[8] Em The History of Pain, Roselyne Rey observou que existiam três filosofias médicas diferentes no século XVIII. Em primeiro lugar, a escola de pensamento mecânico, que pretendia regressar ao pressuposto de que o corpo humano funciona como uma simples máquina, era bastante popular até meados do século XVIII. A segunda escola de pensamento era a vitalista, que adoptou o conceito de sensibilidade, que incluía os conceitos simultâneos de fisiologia e psicologia. Em terceiro lugar, a escola de pensamento minoritária acreditava que a natureza era mais passiva. Aceitavam explicações mecânicas e consideravam a alma como o principal fator responsável por todas as funções. Além disso, acreditavam que os conflitos internos faziam da dor um sinal importante na doença. **Rey R,(1993).**[9]

Albrecht von Haller: O primeiro grande contribuinte para esta mudança de pensamento foi Albrecht von Haller (1708-1777). Estava interessado nas reacções das fibras e em como distinguir entre a irritabilidade da fibra muscular (a que chamou contractibilidade) e a excitabilidade das fibras nervosas (a que chamou sensibilidade). Von Haller foi a primeira pessoa a descobrir que só os nervos produzem sensações e observou que só quando ligada ao sistema nervoso é que uma parte pode sofrer uma sensação.

Pierre Jean George Cabanis: Na segunda metade do século XVIII, houve uma reação contra a teoria da dor de von Haller, que foi liderada por Pierre Jean George Cabanis (1757-1808). O trabalho de Cabanis tem uma abordagem psicofisiológica da dor, o que implica a presença de uma componente emocional. Para Cabanis, a sensibilidade não podia ser definida fora do domínio do prazer e da dor, uma vez que aquilo que nos afecta nunca nos pode ser indiferente **Rey R,(1993).**[9] Para Cabanis, a dor era útil, uma vez que proporcionava estabilidade e equilíbrio ao sistema nervoso. O seu trabalho conduziu a novas técnicas, como a estimulação eléctrica para o tratamento da dor. Estes conceitos continuaram a desenvolver-se durante o século XIX, apesar de o seu pensamento contradizer as teorias de von Haller.

Xavier Bichat: O próximo grande contribuinte a considerar é Xavier Bichat (1771-1802). O trabalho de Bichat abriu caminho da sensibilidade orgânica para a sensibilidade animal e acabou por conduzir ao conceito de limiar. O seu principal contributo é o trabalho sobre os dois sistemas nervosos e a sua relação. Estudou os sistemas simpático e parassimpático, o que, no século XVIII, era muito significativo. Ele opinou que estes dois sistemas são distintos e têm dois centros principais: um localizado no cérebro e o outro nos gânglios. A dor proveniente dos gânglios é muito diferente da dor proveniente dos nervos espinais. Esta distinção estava de acordo com os vitalistas - aqueles que acreditavam que os organismos vivos são fundamentalmente diferentes das entidades não vivas porque contêm algum elemento não físico ou são regidos por princípios diferentes - mas diferia do pensamento de von Haller. Este debate entre Bichat e von Haller continuou por mais de meio século e resultou em grandes mudanças para a fisiologia e o tratamento da dor. A contribuição de Bichat para a medicina da dor foi a sua descoberta da importância do sistema nervoso simpático. O trabalho de Bichat complementou o trabalho de Cabanis, que levou a uma abordagem psicofisiológica mais global do tratamento da dor. Esta abordagem levou também ao aumento do uso do ópio como opção de tratamento, o que não existia no século XVII **Damásio A.(1994).**[8] Os trabalhos de Cabanis e Bichat representaram o início de uma importante tendência no tratamento da dor: a abordagem holística e multidisciplinar **Olson (2013).**[7]

A hiperalgesia, um aumento da dor induzido por uma estimulação nociva dos tecidos periféricos, foi descrita pela primeira vez em 1893. Posteriormente, foram caracterizados dois tipos de hiperalgesia: no local da lesão (hiperalgesia primária) ou estendendo-se para além do local da lesão (hiperalgesia secundária). Até à publicação do trabalho seminal de Hardy, Wolff e Goodell em 1950, a opinião estava polarizada entre os que defendiam que a hiperalgesia tinha origem no SNC e os que pensavam que tinha origem na periferia. Numa série de cerca de 500 experiências em 23 indivíduos (muitos dos quais os próprios autores), Hardy, Wolff e Goodell demonstraram que a hiperalgesia primária resultava da excitação das terminações locais da dor, ao passo que a hiperalgesia secundária em tecidos não danificados se devia a mecanismos centrais no corno dorsal da medula espinal **Jensen TS (2014)**.[10] Cerca de 30 anos mais tarde, com base na excitabilidade dos reflexos flexores em ratos após uma lesão periférica por queimadura, foram observadas alterações centrais, com uma redução dos limiares e uma alteração da excitabilidade para provocar o reflexo flexor. Este modelo permitiu compreender, pela primeira vez, a razão pela qual estímulos não nocivos podem dar origem a dor, em que a periferia conduz os neurónios do corno dorsal da medula espinal a um estado de sensibilização **Woolf CJ (1983)**. [11] Estudos subsequentes forneceram provas mais diretas e específicas do papel das estruturas periféricas e centrais na hiperalgesia primária e secundária. Mas mais investigação para classificar melhor a hiperalgesia e a alodinia, que é a dor neuropática provocada por um estímulo não nocivo, ajudará os investigadores a caraterizar os mecanismos subjacentes e a identificar potenciais alvos para o desenvolvimento de medicamentos **Jensen TS**

(2014). 0[1]

[th]Durante o século XX, o conhecimento em desenvolvimento da neurologia fomentou o conceito de que a dor era mediada por vias dolorosas específicas e não era simplesmente o resultado de uma estimulação excessiva de sentidos especiais. Nos últimos anos, foi identificada alguma especialização das vias nociceptivas. Freud desenvolveu a ideia de que os sintomas físicos podiam resultar do processo de pensamento.

3. EPIDEMIOLOGIA DA DOR

A epidemiologia é o estudo da distribuição, dos factores determinantes e da história natural das doenças nas populações. A epidemiologia evoluiu de uma abordagem centrada em perturbações bem definidas, como as doenças infecciosas, para uma abordagem que se estende agora também às doenças crónicas comuns. Recentemente, os métodos epidemiológicos são utilizados para estudar sintomas como a dor e outros problemas em que a definição do caso se baseia no auto-relato do indivíduo, isoladamente ou em conjunto com os achados clínicos.

A dor de dentes (dor dentária) é a mais comum entre as causas de sintomas de dor na boca, o que invariavelmente afecta a qualidade de vida. Os estudos epidemiológicos sobre a dor dentária são escassos e, por isso, é difícil inferir os seus padrões **Pau AK (2003)**[12], **Bastos JL (2007).**[13] A dor dentária é altamente prevalente entre as crianças e está consistentemente associada a níveis populacionais de experiência de cárie, sendo a associação mais aparente em grupos socioeconómicos mais baixos com acesso reduzido a cuidados **Slade GD (2001)**[14], **Cohen LA (2008)**[15], **Honkala E (2001).**[16] Os terceiros molares impactados também causam dor; 23% dos terceiros molares impactados parcialmente irrompidos desenvolvem sintomas de dor, em comparação com 10% dos não irrompidos **Fernandes MJ (2009).**[17] A associação da dor de dentes com o género é difícil de concluir, sendo a associação inconsistente **Koopman JS (2009).**[18]

A incidência de dentes fissurados é maior nos molares inferiores. São comuns na quarta década de vida e em dentes com restaurações que envolvem as cristas marginais **Homewood CI (1998)**.[9] Entre os doentes que sofrem de doenças gengivais/periodontais, os níveis de dor são mínimos nos doentes com gengivite (6 %) e aumentam gradualmente à medida que a doença progride,

Os abcessos periapicais agudos, bem como a exacerbação aguda de abcessos periapicais crónicos em resultado de necrose pulpar, induzem definitivamente dor, que pode ou não ser acompanhada de inchaço.

Dor orofacial não relacionada com os dentes

Distúrbios temporomandibulares e dor orofacial: As DTM são uma das principais causas de dor não dentária na região orofacial, e a qualidade de vida relacionada com a saúde oral é marcadamente afetada nestes pacientes. Não existe uma forte associação entre o género e as DTM; no entanto, verifica-se que uma maior proporção de mulheres procura tratamento. É muito rara em crianças com menos de 5 anos e é evidente em adolescentes, com uma prevalência de até 10,5 %.

Nevralgias e dor orofacial neuropática: A prevalência da nevralgia do trigémeo (NT) é baixa, com uma incidência de cerca de 4 a 5/100.000/ano, e aumenta com o avançar da idade. É mais comum nas mulheres (mulheres: homens = 3:2).

A nevralgia do glossofaríngeo (GN) tem uma incidência de 0,7/100.000/ano, e estudos epidemiológicos demonstraram que é menos grave do que se pensava anteriormente **Katusic (1991)**.[20] A nevralgia esfenopalatina é uma síndrome de dor craniofacial rara, com maior prevalência em mulheres. A nevralgia pós-herpética (NPH) é uma das complicações a longo prazo associadas à infeção por herpes zoster e tem uma incidência comparável à da NT idiopática. Estima-se que até 30 % dos doentes que sofrem de infeção por herpes zoster desenvolvem NPH, e a incidência aumenta com o aumento da idade. Tal como acontece com a NT, a PHN é comum entre as mulheres **Bowsher D (1999)**[21] A síndrome da boca ardente é caracterizada por uma sensação de ardor oral na língua ou noutra membrana mucosa oral, na ausência de quaisquer achados clínicos anormais. Afecta frequentemente mulheres de meia-idade e idosas, com taxas de prevalência que variam entre 0,6 e 12,22 % **Suzuki N (2010).**[22]

Dor Orofacial Idiopática: A dor facial atípica, a estomatodinia, a odontalgia atípica e algumas formas de perturbações do músculo mastigatório e da articulação temporomandibular parecem pertencer ao mesmo grupo de doenças de dor orofacial idiopática **Woda A (2000).**[23] É frequente nas mulheres e na quarta década de vida. É observada em até 6 % dos pacientes submetidos a tratamento endodôntico.

Lesões dolorosas da mucosa oral: As lesões da mucosa oral são altamente prevalentes e as úlceras orais dolorosas são um dos principais sintomas de apresentação das lesões agudas e crónicas da mucosa oral (traumáticas, infecciosas ou imunológicas). A prevalência das lesões é afetada pela idade, sexo, raça/etnia, saúde geral, uso de próteses e consumo de tabaco.

Doenças psicossomáticas e dor orofacial: As perturbações psicológicas, bem como as perturbações psiquiátricas, mesmo o stress regular e a ansiedade, podem causar dores orofaciais. Clinicamente, apresenta-se com sensibilidade muscular, dores vagas e distúrbios do sono associados, sem fonte identificável de dor **Abetz LM (2009).**[2 4]

Foram identificados distúrbios de stress/ansiedade coexistentes em 7% da população que relata um novo início de dor orofacial crónica.

Doenças nasais e orofaciais: A dor orofacial pode ter origem em doenças do complexo sino-nasal; é mais comum nas doenças do seio maxilar, onde a dor é sentida mesmo nos dentes molares, juntamente com dor na região antral e na testa

Foram comunicadas taxas de prevalência de sinusite maxilar na população em geral de até 5% nos canadianos e 14% nos americanos.

Doenças das glândulas salivares e dor orofacial: A inflamação e a dor são caraterísticas proeminentes das doenças não neoplásicas das glândulas salivares. O tipo inespecífico crónico de sialadenite é o tipo mais comum (87 %) de doença não neoplásica das glândulas salivares

Cefaleia e dor orofacial: A cefaleia é um dos sintomas clínicos mais relatados em doentes com dor orofacial. Estima-se que 20 % da população em geral sofra de cefaleias; os tipos mais comuns são a cefaleia de tensão e a enxaqueca. A prevalência global de cefaleias do tipo tensional é de cerca de 38 % e de 10 % para a enxaqueca, e até 9 % dos doentes com enxaqueca apresentam dor facial **Yoon MS (2010)**.[2] 5 A taxa de incidência global de tumores cerebrais primários nos Estados Unidos é de 13,8/100 000, e a dor facial pode ser uma caraterística de apresentação dos tumores intracranianos. Os aneurismas intracranianos e extracranianos também podem manifestar-se com dor na região orofacial.

Dor de dente cardíaca: A isquemia cardíaca/enfarte do miocárdio pode causar dor referida na região mandibular. Esta dor é designada por dor de dentes cardíaca. Caracteriza-se normalmente por uma dor que se agrava com a atividade física e alivia em repouso. A caraterística persistente desta dor é a presença de dor em ambos os lados. A isquemia cardíaca/enfarte do miocárdio é uma doença relativamente prevalente na população em geral, tendo sido relatada na literatura uma taxa de incidência de até 133/100.000/ano

4. CLASSIFICAÇÃO DA DOR

A classificação da dor não é necessariamente um diagnóstico da dor, no entanto, esta categorização ajuda no tratamento. A principal razão para a classificação é ajudar a diferenciar uma condição de outra e ajudar o médico na tomada de decisões para o diagnóstico, prognóstico e planeamento do tratamento. Existem vários sistemas de classificação da dor.

Estes incluem:

- Sistemas de Classificação Multidimensional

i. i)Associação Internacional para o Estudo da Dor (IASP) **Merskey H (1994).** 6[2]

ii. ii) Critérios de diagnóstico de investigação para as doenças temporomandibulares (RDC/TMD).

iii. iii) Diretrizes da academia americana de dor orofacial.

iv. iv) CID 10-G 50.0 afecções do nervo trigémeo.

Sistemas baseados numa única dimensão da experiência da dor

- Baseados na fisiopatologia subjacente são usados mais frequentemente **Portenoy R·(1989).** 7[2]

1. Dor nociceptiva

2. Dor neuropática

- Com base na duração da dor

1. Dor aguda

2. Dor crónica

A dor nociceptiva resulta da estimulação direta das terminações nervosas periféricas (por exemplo, queimaduras, fracturas, etc.). A ativação dos nociceptores A e C em resposta a um estímulo nocivo provoca esta dor nociceptiva.

Dor visceral - **A dor** proveniente dos órgãos viscerais é designada por dor visceral, Dor somática - A dor proveniente dos tecidos é designada por dor somática. A dor somática pode ser superficial (cutânea) ou profunda...

A dor neuropática surge devido a uma lesão ou doença do sistema nervoso periférico ou central que leva à perceção da dor.

Caraterísticas da dor neuropática: Dor ardente, lancinante ou pulsátil, dor espontânea, sem lesão contínua dos tecidos, dor na zona de perda sensorial. A presença de um défice neurológico importante (por exemplo, traumatismo da medula espinal). Dor em resposta a estímulos não dolorosos - alodinia, aumento da dor em resposta a estímulos dolorosos - hiperalgesia, sensações anormais desagradáveis - disestesias. Pouco alívio apenas com opióides.

Dor aguda: A definição de dor aguda era anteriormente limitada em termos de duração. Atualmente, é vista como uma experiência complexa e desagradável com caraterísticas emocionais e cognitivas, bem como sensoriais, que ocorre em resposta a um traumatismo dos tecidos. Em comparação com a dor crónica, os níveis de patologia que acompanham a dor aguda são geralmente mais elevados. A dor aguda pode ser nociceptiva ou, ocasionalmente, neuropática. As fontes comuns de dor aguda são qualquer lesão ou traumatismo. A dor aguda é uma necessidade vital, uma vez que alerta o corpo para uma lesão ou traumatismo que exige atenção imediata. No entanto, a resposta da hormona do stress provocada por uma lesão aguda também pode ter efeitos fisiológicos e emocionais adversos. Mesmo breves intervalos de estimulação dolorosa podem induzir sofrimento, remodelação neuronal e dor crónica; os comportamentos associados (por exemplo, contenção, posturas anormais, reclinação excessiva) podem contribuir ainda mais para o desenvolvimento da dor crónica. Por conseguinte, está a ser dada uma atenção crescente à prevenção e ao tratamento agressivos da dor aguda para reduzir as complicações, incluindo a progressão para estados de dor crónica.

Dor crónica: A dor crónica é normalmente considerada como uma dor que persiste 3 ou 6 meses após o seu início. No entanto, novos conceitos diferenciam a dor crónica da dor aguda com base em mais do que apenas o tempo. A dor crónica é agora reconhecida como uma dor que se prolonga para além do período de cura, com níveis de patologia identificados que são frequentemente baixos e insuficientes para explicar a presença e/ou a extensão da dor. A dor crónica é uma dor persistente que perturba o sono e a vida normal, deixa de ter uma função protetora e, em vez disso, degrada a saúde e a capacidade funcional. Assim, ao contrário da dor aguda, a dor crónica não tem qualquer finalidade adaptativa. Os factores ambientais e afectivos também podem exacerbar e perpetuar a dor crónica, com sequelas de incapacidade e comportamentos desadaptativos.

A sensação de dor tem dois componentes: 1. Dor rápida 2. Dor lenta.

A dor rápida, como o nome sugere, é a primeira sensação sentida quando um estímulo de dor está presente. É uma sensação de dor direta, aguda e localizada. À dor rápida segue-se a dor lenta, que, por outro lado, é sentida como uma dor baça, difusa e desagradável. Os receptores da dor rápida e da dor lenta são os mesmos, ou seja, as terminações nervosas livres, mas as fibras nervosas aferentes são diferentes. A sensação de dor rápida é transmitida pelas fibras Aδ e a sensação de dor lenta é transmitida pelas fibras nervosas do tipo C.

5. CLASSIFICAÇÃO DA DOR OROFACIAL

Uma classificação simples da perturbação da dor é frequentemente utilizada para registar a queixa subjectiva do doente. No entanto, deve ser entendido que tal classificação apenas identificará o tipo e a localização da dor sentida, mas não necessariamente a sua verdadeira origem. Classificações mais refinadas requerem um conhecimento adicional do comportamento da dor e um maior esforço de diagnóstico. A compreensão da génese da dor pode ajudar a refinar a classificação. Uma classificação completa da dor deve avaliar o estado da dor em 2 eixos. Eixo I: Factores físicos e Eixo II: Condições psicológicas **Okeson J. P.(2005).**[28]

Eixo I: Factores físicos: Representa as condições físicas que são responsáveis pela iniciação dos impulsos nociceptivos. Estas condições podem ser classificadas de acordo com o tecido que fornece a nocicepção. Segue-se uma lista de estruturas orofaciais que fornecem a base para a classificação da dor orofacial:

1. Dores cutâneas e mucogengivais

2. Dores nas mucosas da faringe, nariz e seios paranasais

3. Dor de origem dentária

4. Dor nas estruturas músculo-esqueléticas da boca e do rosto

5. Dor das estruturas viscerais da boca e do rosto

6. Dor das estruturas neurais da boca e do rosto

Eixo II: Factores psicossociais: representa as condições psicológicas que podem produzir ou influenciar a experiência da dor. A Associação Americana de Psiquiatria desenvolveu uma classificação exaustiva para as perturbações mentais. As perturbações mentais que devem ser consideradas como Eixo II são

1. Perturbações da ansiedade

Perturbação do humor

2. Perturbações somatoformes

3. Outras condições, como factores psicológicos que afectam uma condição médica

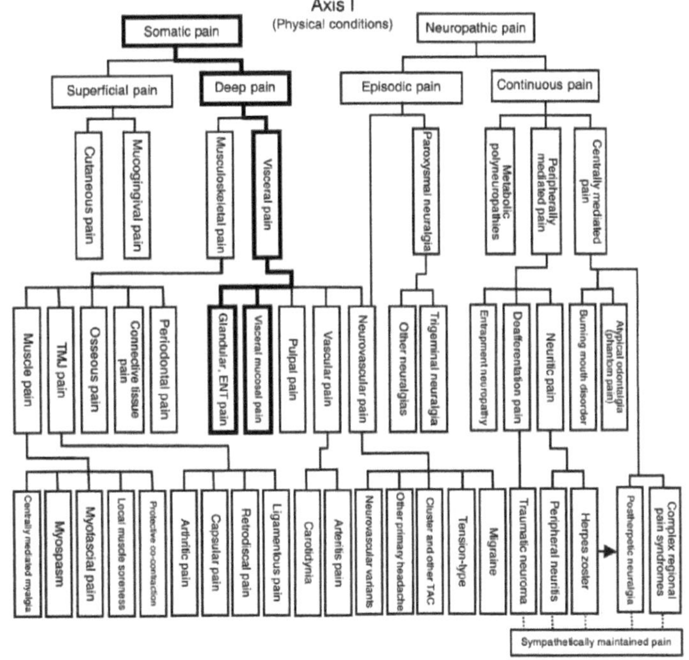

FIGURA 1: EIXO I FÍSICO

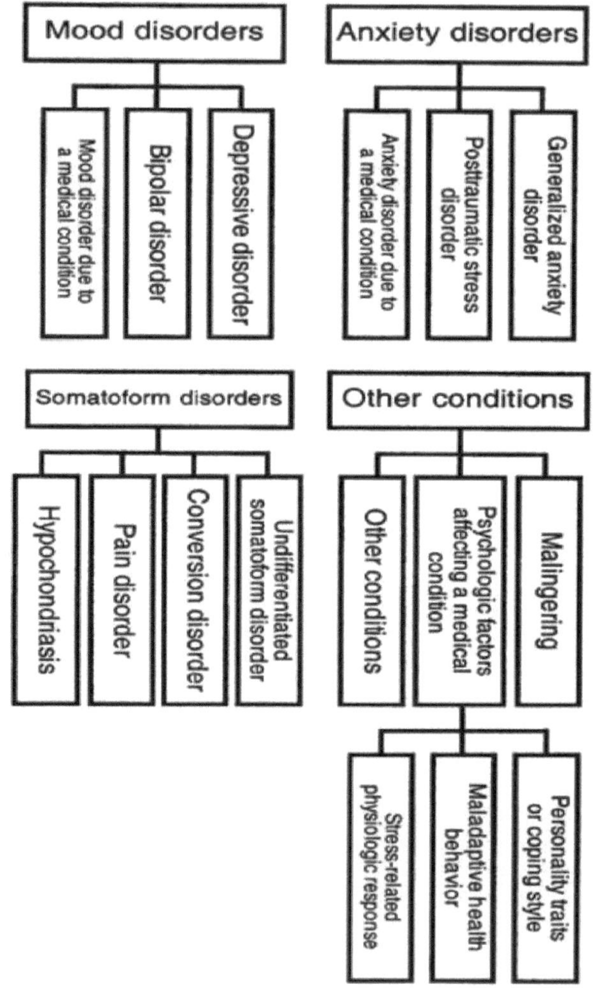

FIGURA 2 EIXO II CONDIÇÕES PSCICOLÓGICAS

6. ANATOMIA NEURAL DA DOR ORAL E FACIAL

NERVOS:

O neurónio é a unidade estrutural e funcional do sistema nervoso. O termo neurónio é utilizado para descrever a célula nervosa e os seus processos, os dendritos e o axónio. A célula nervosa está presente na substância cinzenta, enquanto os dendritos e os axónios estão presentes na substância branca.

ESTRUTURA DO NEURÓNIO

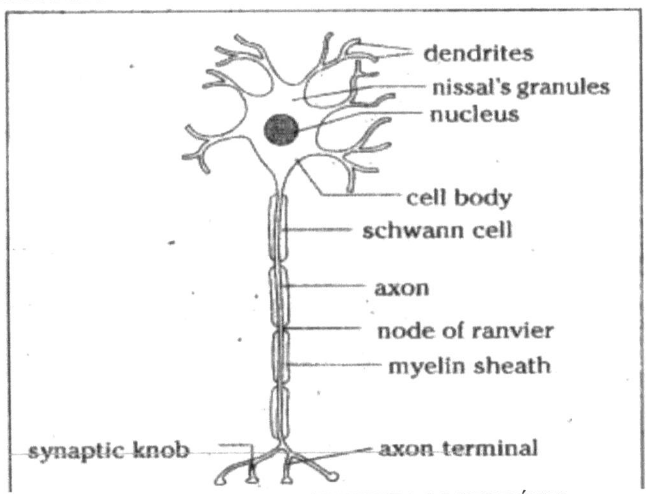

FIGURA 3 : ESTRUTURA DO NEURÓNIO

Corpo ou soma da célula nervosa: são de vários tamanhos e formas - estrelado, redondo, piramidal, fusiforme, etc. Os seus principais constituintes são semelhantes aos de uma célula generalizada. Além disso, contém também:

Corpos de grânulos de Nissel: São grânulos/corpos basófilos compostos por muitas cavidades finas, dispostas paralelamente e ligadas à membrana, que são cobertas por muitas partículas minúsculas constituídas por nucleoproteínas de ribose, ou seja, ARN com proteínas. O tamanho e o número de grânulos variam consoante o estado fisiológico da célula. Por exemplo, a secção do axónio faz com que os grânulos de Nissel se desintegrem em pó fino, que acaba por desaparecer (cromatólise)

Neurofibrilas: Fios finos de 6-10 nm de diâmetro e de comprimento variável. Atravessam a matriz citoplasmática formando uma estrutura frouxa de fibrilas no citoplasma.

Dendrites: 5-7 processos que se estendem para fora do corpo celular e se arborizam extensivamente depois de deixarem a célula. Também contêm grânulos de nissel, mitocôndrias e neurofibrilas. É de natureza condutora e transmite impulsos para o corpo da célula nervosa. Normalmente, os dendritos são mais compridos do que os axónios.

Axónio ou fibra nervosa: Cada neurónio tem apenas um axónio que surge da colina do corpo da célula nervosa e é desprovido de grânulos de nissel.

Com base na localização e na função, são -

Neurónios aferentes (sensoriais): conduzem o impulso para o SNC,

Neurónios eferentes (motores): conduzem o impulso para fora do SNC,

Interneurónios: estão completamente presentes no SNC

Os corpos celulares localizados fora do SNC são os gânglios.

Neurónio pré-ganglionar: neurónio eferente autonómico cujo corpo celular se encontra no SNC e termina num gânglio autonómico.

Neurónio pós-ganglionar: neurónio eferente autonómico cujo corpo celular se encontra no gânglio autonómico e termina na periferia Com base no número de axónios presentes, pode ser: unipolar, bipolar ou multipolar. Os impulsos nervosos são transmitidos apenas na sinapse. Todas as ligações ocorrem no SNC e a transmissão periférica de um impulso sensorial de uma fibra para outra é anormal. A efa é uma condição patológica com sinapse periférica artificial ou falsa.

Células gliais (Glia= cola): influenciam grandemente a atividade neural dos neurónios adjacentes. Têm o potencial de aumentar a excitabilidade neural e de modular a atividade neural ascendente e descendente. Existem 3 tipos de células gliais: glia satélite, microglia e astrócitos. A glia satélite encontra-se fora do SNC e está associada aos nervos periféricos e a outros tecidos. A microglia e os astrócitos encontram-se no SNC, incluindo o corno dorsal **Sembulingam K (2010)** [29]

NEUROANATOMIA FUNCIONAL

Receptores sensoriais: Estão presentes na extremidade terminal distal dos nervos aferentes e respondem a estímulos físicos ou químicos. Quando o estímulo é adequado, cria um impulso no neurónio aferente primário e este é transportado para o SNC.

Três tipos de receptores sensoriais: Exteroreceptores, Propioceptores, Interoreceptores

Exteroreceptores : Receptores sensoriais que são estimulados pelo ambiente externo imediato. Estes receptores fornecem informações a partir da pele e da mucosa, como por exemplo Extremidades de Merkel: receptores tácteis na sub-mucosa da língua e na mucosa oral, Corpúsculos de Meissner: receptores tácteis na pele, Corpúsculos de Ruffini: receptores de pressão e calor, Corpúsculos de Krause ou bolbos terminais: receptores de frio, Extremidades nervosas livres: receptores que percebem a dor superficial e o tato

Propioceptores: Receptores sensoriais que fornecem informações de estrutura músculo-esquelética no que respeita à posição de presença e ao movimento do corpo. Os exemplos são: Fusos musculares - são mecanorreceptores situados entre as fibras musculares esqueléticas que respondem ao estiramento passivo dos músculos. Regulam e mantêm a tonicidade muscular através do reflexo miotático.

Órgãos tenros de Golgi: são mecanorreceptores nos tendões do músculo que sinalizam a tensão muscular tanto na contração como no alongamento.

Corpúsculos de Pacini: receptores na perceção da dor. Mecanorreceptores periodontais: respondem a estímulos biomecânicos. Terminações nervosas livres: percebem a dor somática profunda e outras sensações

Inter-receptores - estão localizados nas vísceras e transmitem impulsos a partir delas, por exemplo: corpúsculos de Pacini - perceção da dor.

Terminações nervosas livres - percepcionam a dor visceral e outras percepções.

As terminações nervosas livres dos nociceptores são responsáveis pela identificação da lesão tecidular, sendo esta área tecidular o campo recetivo. Respondem a múltiplas modalidades de estímulo, como o calor mecânico, o frio e os estímulos químicos. Existem dois tipos de nociceptores: os nociceptores fibremecanossensíveis (cmh) e os mecanorreceptores de fibra A (amh).

RECEPTORES ESPECIALIZADOS E REFLEXOS

REFLEXO MIOTÁTICO: Reflexo monossináptico de inervação sensorial e motora para receptores neuromusculares ou fuso muscular. Os receptores neurotendinosos que respondem ao estiramento do tendão e à contração muscular são os receptores tendinosos de Golgi. Estes receptores têm um efeito inibitório na contração muscular e protegem a rutura ou o descolamento do músculo. Este mecanismo é designado por reflexo nociceptivo e é um relé polissináptico que envolve a contração simultânea dos músculos flexores e a inibição dos músculos extensores, tendo como resultado a retirada da parte estimulada.

Reflexo de estiramento inverso - um músculo esticado ao máximo provoca a estimulação dos reflexos do tendão de Golgi que, por sua vez, induzem um reflexo que faz com que a contração cesse e o músculo relaxe. Trata-se do reflexo de estiramento inverso.

A forma mais simples de recetor é a ramificação não encapsulada do axónio, designada por terminação nervosa livre. Estas estão nuas e formam uma rede densa, especialmente na camada cutânea, na membrana mucosa e no periodonto. As terminações nervosas livres simples são receptores de dor, mas não são apenas receptores de dor.

As terminações nervosas livres são estimuladas como resultado de estimulação mecânica, térmica ou química. Nos tecidos vasculares, incluindo o endocárdio, existe uma rede notável de receptores sensoriais derivados de fibras nervosas mielinizadas, denominada rede terminal.

Neurónio de primeira ordem: Cada recetor sensorial tem um neurónio aferente ao qual está ligado. Estes neurónios aferentes transportam o impulso para o SNC. Como são os primeiros neurónios a transportar a informação para o SNC, são chamados neurónios de primeira ordem ou neurónios aferentes primários. Os axónios destes neurónios de primeira ordem têm uma espessura variável. A espessura do nervo e a velocidade de condução do nervo estão relacionadas...

Nerve fibre	Diameter	Velocity
TYPE A		
alpha fibres	13-20 um	70-120m/s
beta fibres	6-13 um	40-70 m/s
gamma fibres	3-8 um	15-40 m/s
delta fibres	1-5 um	5-15m/s
TYPE C FIBRES	0.5-1 um	0.5-2m/s

Existe também uma relação entre o tamanho da fibra e o tipo de impulso transmitido. As fibras A-alfa, beta e gama de condução rápida induzem respostas tácteis e proprioceptivas, mas não dor. As fibras A delta e C conduzem a dor, mas não são específicas da propiocepção. As fibras A delta conduzem a dor, mas não são específicas da propiocepção.

NEURÓNIO DE SEGUNDA ORDEM

Também designado por neurónio de transmissão, uma vez que transfere o impulso dos neurónios de primeira ordem para os centros superiores. Esta sinapse entre o neurónio aferente primário e o neurónio de segunda ordem tem lugar no corno dorsal da medula espinal. Existem 3 tipos de neurónios de segunda ordem. De acordo com os impulsos que transportam, são designados por:

1. Neurónios mecanossensíveis de baixo limiar (LTM): transferem a informação da propriocepção da pressão de toque ligeiro

2. Neurónios específicos nociceptivos (NS): impulsos
   relacionados com estímulos nocivos

3. Neurónio de gama dinâmica alargada (WDR): gama alargada de
   estímulos

   intensidades de estímulos não nocivos para estímulos nocivos

Recentemente, foi identificado um outro tipo de neurónio de segunda
ordem, denominado nociceptor silencioso. Trata-se de um neurónio
aferente que permanece silencioso ou inativo a qualquer estímulo
mecânico. Tornam-se activos com a lesão dos tecidos e contribuem
para a entrada nociceptiva no SNC. A nocicepção é transmitida
principalmente pelos neurónios NS e WDR.

O corno dorsal da medula espinal está dividido em diferentes
camadas denominadas lâminas. De acordo com a sua profundidade,
são numeradas de I a IV, sendo I a camada mais superficial e IV a
camada mais profunda, e os neurónios WDR estão concentrados nas
lâminas I, II e V. Os neurónios LTM estão concentrados nas lâminas
III e IV. Podem ser interneurónios inibitórios, que reduzem a
atividade do neurónio com o qual fazem sinapse, ou podem ser
neurónios excitatórios, que aumentam a atividade dos neurónios com
os quais fazem sinapse. A substância gelatinosa é uma região das
lâminas II e III que possui uma quantidade significativa de
interneurónios.

Depois de os impulsos terem sido transferidos do neurónio de primeira ordem, a maioria dos neurónios de segunda ordem atravessa o lado oposto da medula espinal e entra no trato espinotalâmico anterolateral, que ascende aos centros superiores. No entanto, alguns destes neurónios permanecem no mesmo lado da coluna dorsal e ascendem através do sistema leminiscal. Estes neurónios cruzam-se ao nível da medula.

O sistema leminiscal da coluna dorsal tem grandes fibras nervosas mielinizadas, que transmitem sinais a uma velocidade de 30-110m/s. Transmitem rapidamente informações como a pressão tátil, a vibração e a propiocepção. Os sistemas anterolaterais são constituídos por fibras muito mais pequenas, mielinizadas e não mielinizadas, que transmitem sinais a velocidades que variam entre alguns metros por segundo e 40 m/s. Transmitem impulsos a uma velocidade mais lenta, mas transportam informações sensoriais de largo espetro, como a dor, o calor, o frio e a sensação tátil grosseira sistema anterolateral transporta predominantemente estímulos nociceptivos, podendo ser dividido em: trato neospinotalâmico, que transporta estímulos nociceptivos A delta, e trato paleospinotalâmico, que transporta a nocicepção de fibra C.

TRONCO CEREBRAL E CÉREBRO

Depois de atingirem os neurónios de segunda ordem, estes impulsos são transmitidos para os centros superiores do SNC. Estes centros superiores podem ser subdivididos nas quatro regiões seguintes, de inferior para superior Tronco cerebral - medula oblonga, ponte e mesencéfalo - Cerebelo

Diencéfalo - tálamo e hipotálamo

Córtex cerebral-cérebro, gânglios basais e estrutura límbica

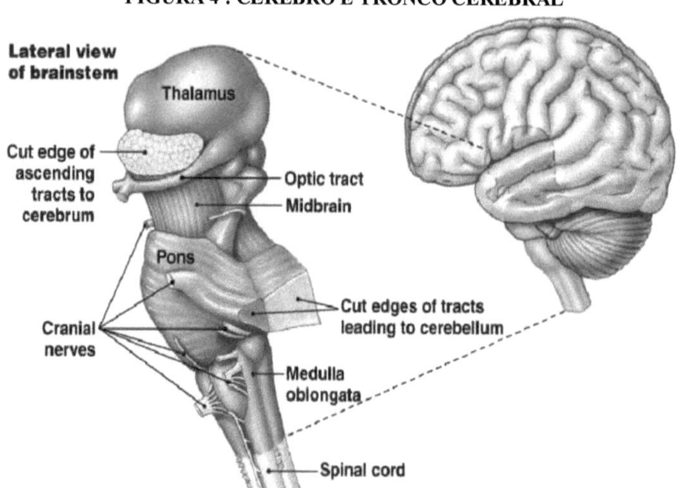

FIGURA 4 : CÉREBRO E TRONCO CEREBRAL

BRAINSTEM: Estrutura superior da medula espinal que se liga às estruturas cerebrais. Divide-se em regiões - medula oblonga, mesencéfalo e ponte

MEDULA OBLONGATA: É a parte mais baixa do tronco cerebral, é uma extensão alargada da medula espinhal localizada logo acima do forame magno. A medula tem uma região de matéria cinzenta e branca chamada formação reticular. Esta formação reticular contém uma concentração de células e núcleos que representam centros de várias funções, como os centros cardíaco, respiratório e vasomotor, que são centros vitais. Esta formação reticular desempenha um papel importante na monitorização dos impulsos que entram no tronco cerebral. Controla a atividade geral do cérebro, aumentando ou inibindo os impulsos para o cérebro.

A PONSA: Localiza-se logo acima da medula e é composta por substância branca e formação reticular. A ponte tem centros de reflexos que são mediados por 5,6,7,8 nervos cranianos.

O CÉREBRO MÉDIO: Como se situa na secção média do cérebro, é corretamente designado por cérebro médio ou mesencéfalo. Contém vários tractos que transmitem impulsos ao cérebro.

O CEREBRELLO: Segunda maior parte do cérebro, localizada logo abaixo da porção posterior do cérebro e é parcialmente coberta por ele. O cerebelo tem a função de controlar os músculos esqueléticos de três maneiras, agindo com o córtex cerebral para produzir movimentos habilidosos através da coordenação das activicidades de um grupo de músculos. Também controla os músculos esqueléticos para manter o equilíbrio e a postura. Por último, funciona abaixo do nível de consciência para tornar os movimentos suaves em vez de bruscos, estáveis em vez de trémulos e coordenados em vez de ineficientes, desajeitados e descoordenados.

O DIENCÉFALO: As estruturas mais importantes do diencéfalo são o tálamo e o hipotálamo. Para além destas áreas do diencéfalo, existem duas áreas nucleares mais pequenas localizadas posterior e inferiormente ao tálamo: o epitálamo e o subtálamo.

TALAMUS: Está situado no centro do cérebro e é rodeado pelo cérebro. É composto por numerosos núcleos que, em conjunto, interpretam os impulsos. Actua como uma estação de retransmissão para a maioria das comunicações. À medida que os impulsos chegam ao tálamo, este faz avaliações e direciona os impulsos para as regiões apropriadas nos centros superiores do cérebro.

HIPOTÁLAMO: É uma pequena estrutura situada no centro da base do cérebro. É o principal centro de controlo das funções internas do corpo. Existem numerosos núcleos que recebem informações de várias partes do corpo.

CEREBRO: O cérebro é a maior divisão superior do cérebro. As três principais unidades funcionais do cérebro são o córtex cerebral, os gânglios basais e os sistemas límbicos.

SISTEMA TRIGEMINAL

As informações somáticas provenientes da face e das estruturas orais não entram na medula espinal através dos nervos espinais. Em vez disso, a entrada sensorial da face e da boca é transportada pelo quinto nervo craniano, ou seja, o nervo trigémeo. Os impulsos transportados pelo nervo trigémeo entram diretamente no tronco cerebral, na região da ponte, para fazer sinapse no núcleo do trato espinal do trigémeo.

O complexo do núcleo trigeminal do tronco encefálico é constituído pelo núcleo sensorial principal do trigémeo, que se localiza rostralmente e recebe aferências periodontais e algumas aferências pulpares. O trato espinal do núcleo trigeminal localiza-se mais caudalmente, podendo ser dividido em 3 partes: i) subnúcleo oral, ii) subnúcleo interpolar e iii)

subnucleuscaudalis. As aferências da polpa dentária vão para os 3 núcleos. O subnúcleo oral parece ser uma área significativa do complexo do tronco cerebral do trigémeo no que diz respeito ao mecanismo da dor oral. Outro componente do complexo do tronco cerebral do trigémeo é o núcleo motor dos nervos trigémeos. Os neurónios de segunda ordem projectam-se para o tálamo a partir de junções sinápticas com aferências primárias no subnúcleo caudal. Tal como no corno dorsal, representam 3 tipos de células de transmissão:

• Neurónios WDR - respondem à entrada de fibras tácteis e nociceptivas.

• Neurónios NS - respondem à entrada de fibras nociceptivas finas

• Neurónios LTM - respondem a estímulos tácteis leves

É interessante notar que o núcleo do trigémeo recebe sinais de outros nervos como o nervo cranianoIX e X. Okeson J. P.(2005). [29]

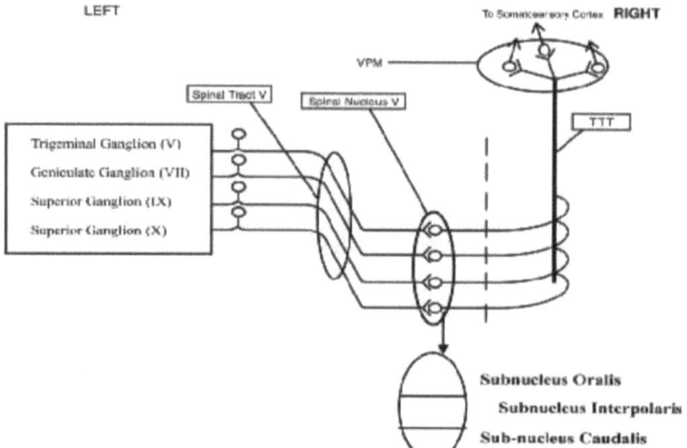

FIGURA 5 : MECANISMO DE TRANSMISSÃO DA DOR SISTEMA INTRIGEMINAL

SISTEMA NERVOSO AUTÓNOMO: O sistema nervoso autónomo é a parte do sistema nervoso que alimenta os órgãos internos, incluindo os vasos sanguíneos, o estômago, o intestino, o fígado, os rins, a bexiga, os órgãos genitais, os pulmões, as pupilas, o coração, as glândulas sudoríparas, salivares e digestivas.

O sistema nervoso autónomo tem duas divisões principais: Simpático e Parassimpático

Uma vez que o sistema nervoso autónomo recebe informações quer do corpo quer do ambiente externo, responde estimulando-as, através do sistema nervoso simpático, ou inibindo-as, através da divisão parassimpática.

Uma via nervosa autónoma envolve duas células nervosas. Uma célula está localizada no tronco cerebral ou na medula espinal. Está ligada por fibras nervosas à outra célula, que está localizada num grupo de células nervosas (chamado gânglio autonómico). As fibras nervosas destes gânglios ligam-se aos órgãos internos. A maior parte dos gânglios da divisão simpática está localizada fora da medula espinal, em ambos os lados desta. Os gânglios da divisão parassimpática estão presentes dentro ou perto dos órgãos a que se ligam. Função do sistema nervoso autónomo: O sistema nervoso autónomo controla os processos internos do corpo, como a pressão arterial, a frequência cardíaca e respiratória, a temperatura corporal, a digestão, o metabolismo (afectando assim o peso corporal), o equilíbrio da água e dos electrólitos (como o sódio e o cálcio), a produção de fluidos corporais (saliva, suor e lágrimas), a micção, a defecação e a resposta sexual: Acetilcolina e norepinefrina As fibras nervosas que segregam acetilcolina são chamadas fibras colinérgicas. As fibras que segregam norepinefrina são chamadas fibras adrenérgicas. Geralmente, a acetilcolina tem efeitos parassimpáticos (inibidores) e a norepinefrina tem efeitos simpáticos (estimulantes). No entanto, a acetilcolina tem alguns efeitos simpáticos.

Trato espinotalâmico: O trato espinotalâmico está orientado verticalmente ao longo da porção ventrolateral da medula espinal. Serve como o principal canal dos nervos periféricos para o cérebro, transmitindo sinais de dor, temperatura e tato profundo para o tálamo. Recebe projecções das lâminas I e IV-VI contralaterais e é composto por dois tractos: um dorsolateral, que transporta axónios da lâmina superficial, e outro ventrolateral, que transporta axónios da lâmina mais profunda.

SISTEMAS DESCENDENTES: As vias descendentes com origem no cérebro regulam os sinais de entrada de estímulos nocivos, principalmente através de sinapses nos neurónios DH A regulação facilitadora amplifica a resposta, tal como observado na sensibilização. Em alternativa, a regulação inibitória suprime os sinais ascendentes de dor, o que acontece durante qualquer evento de risco de vida ou outros períodos de stress extraordinário. Estas vias descendentes incluem várias estruturas supra-espinhais relevantes: a medula ventromedial rostral (RVM), o tegmento pontomesencefálico dorsolateral e a região da PAG. Os sistemas descendentes exercem o seu efeito predominantemente nas lâminas I e II do DH através da libertação de monamina-serotonina, norepinefrina e dopamina **Sarah Bourne (2014)**. 0[3]

7. NEUROBIOLOGIA DA DOR

Recentemente, registaram-se numerosos avanços na compreensão da fisiopatologia única da dor orofacial. As vias neurológicas são o local onde a dor é gerada e as modalidades bioquímicas são responsáveis pela modulação da dor.

Nociceptor aferente primário: Existem três tipos diferentes de aferentes periféricos primários.

Fibras Aβ: mielinizadas e espessas, são as fibras condutoras mais rápidas e são activadas pelo toque leve e pela pressão

Fibras Aδ: axónios mais finos e mielinizados, mais lentos do que as fibras Aβ.

Fibras C: mais finas e não mielinizadas, pelo que as fibras C são as fibras condutoras mais lentas.

A inervação da região orofacial é feita principalmente pelo nervo trigémeo, cujos corpos celulares aferentes primários repousam no gânglio trigémeo. Estes neurónios possuem geralmente fibras do tipo Aδ ou C. São designados coletivamente por nociceptores e respondem à dor. A ativação destes nociceptores é acompanhada de uma libertação substancial de substância P, que modula a sensibilidade à dor através da ativação dos receptores de neuroquinina-1. Estes nociceptores podem ainda ser subdivididos em mecanonociceptores (sensíveis a estímulos mecânicos), termonociceptores (sensíveis ao calor ou ao frio) e quimonociceptores (sensíveis a substâncias químicas). Verifica-se que os termonociceptores possuem receptores do tipo vanilóide 1 que contribuem para a dor causada por temperaturas extremas. Da mesma forma, os mecanorreceptores encontrados na polpa radicular são revestidos por canais epiteliais de Na + que são responsáveis pela dor aguda induzida pelo movimento do líquido na polpa radicular.

túbulos dentinários. A modulação destes nociceptores pode ser de natureza mecânica ou química. O limiar para a mecanocicepção pode ser mais baixo com a inflamação periodontal e pode assim aumentar a sensibilização. Isto pode dever-se ao mecanismo hidrodinâmico da inflamação no ambiente não complacente da polpa revestida por dentina, que aumenta a pressão sobre a polpa e, assim, ativa os nociceptores. Além disso, existe uma modulação periférica e central devido aos vários neuropeptídeos libertados durante o dano tecidular. Os péptidos, como a substância P e o péptido relacionado com a calcitonina, libertados durante a lesão tecidular são responsáveis pela sensibilização dos nociceptores, conduzindo a alodinia e hiperalgesia.

Relé central: No tronco cerebral, os neurónios aferentes primários terminam no núcleo do trato espinal do trigémeo. O núcleo do trato espinal do trigémeo é constituído por três subnúcleos: subnúcleo oral, subnúcleo interpolar e subnúcleo caudal. O subnúcleo caudal é o principal núcleo do tronco cerebral que transmite a nocicepção e é estruturalmente semelhante ao corno dorsal da coluna vertebral, que é uma estrutura vital na nocicepção da coluna vertebral, e é normalmente referido como o corno dorsal do trigémeo. Estudos efectuados em ratos sugerem que a inibição do subnúcleo caudal do trigémeo desempenha um papel importante no aparecimento de alodinia após uma lesão nervosa. A inflamação ou o traumatismo induzem uma sensibilização central do subnúcleo caudalis através dos seus nociceptores aferentes através de vários mecanismos fisiológicos e bioquímicos, tais como canais iónicos, neuroquininas e N-metil-d-aspartato (NMDA). Isto aumenta a excitabilidade do subnúcleo e leva a alodinia, hiperalgesia ou mesmo dor espontânea. Por outro lado, a modulação inibitória descendente, encontrada principalmente nos campos dorsomediais, ocorre através de estímulos comportamentais ou ambientais e pode ser um mecanismo que contribui para a eficácia de certos analgésicos, como a morfina e os antidepressivos tricíclicos

Embora os outros dois subnúcleos do núcleo do trato espinhal do trigémeo, o subnúcleo oral e o subnúcleo interpolar, recebam estímulos de todos os três tipos de fibras, este recebe uma grande proporção de estímulos de fibras Aβ de condução rápida. Este facto torna estes subnúcleos muito versáteis. Os neurónios centrais destes subnúcleos estão ainda divididos em neurónios nociceptivos específicos, que são apenas fibras Aδ e C que respondem apenas a estímulos nocivos, ou neurónios de grande amplitude dinâmica, que consistem nos três tipos de fibras e respondem a estímulos nocivos e inócuos. **Tenenbaum HC** (2001).[31] A dor profunda é atribuída à convergência de diferentes tipos de receptores num neurónio nociceptivo central; a complexidade das convergências leva a uma má interpretação da sensação original, o que contribui para a hiperalgesia ou alodinia **Ness TJ (1990).**[32] A zona de transição entre os subnúcleos caudais e os subnúcleos interpolares desempenha igualmente um papel no processamento central da nocicepção orofacial profunda. A sensação orofacial continua o seu percurso desde o tronco cerebral até ao córtex através do tálamo. Neurónios nociceptivos específicos e neurónios de grande amplitude dinâmica estão espalhados por todo o tálamo. O núcleo posterior é o que reconhece o estímulo como dor, o complexo ventrobasal ou núcleo posterior ventral localiza essa dor numa região, e o núcleo intralaminar fornece uma dimensão afectiva e motivacional à dor. Por outras palavras, o tálamo lateral projecta-se para o córtex cerebral somatossensorial para localizar a dor, enquanto o tálamo medial projecta-se para outras áreas, como o giro cingulado e o hipotálamo, associando a dor às emoções apropriadas

Influências bioquímicas: As influências bioquímicas desempenham um papel importante na transmissão e modulação da dor orofacial. Estudos recentes centraram-se em várias substâncias e proteínas bioquímicas neuroactivas, como o óxido nítrico (NO), a nicotinamida adenina dinucleótido-diafosfato-diaforase (NADPH), o GABA, a glicina e o c-Fos, e nos seus papéis na modulação da dor orofacial. Os neurónios do subnucleus oralis e do subnucleus caudalis produzem óxido nítrico, que aumenta os níveis intracelulares de monofosfato de guanosina cíclico para desempenhar o duplo papel de fator de relaxamento endotelial e de neurotransmissor. O aumento dos níveis de óxido nítrico tem sido associado à dor neuropática associada à estimulação dos receptores NMDA. Surpreendentemente, embora o NO também esteja associado à manutenção da dor crónica, não está associado ao início da dor aguda. O NADPH encontra-se nos mesmos neurónios que produzem NO, bem como nos neurónios que produzem GABA e glicina no corno dorsal da coluna vertebral. Também se encontra co-localizado com a calbindina D e a calretinina no subnúcleo oral. Estes neurónios projectam-se para o núcleo motor do trigémeo e estão envolvidos na modulação do reflexo sensório-motor da região orofacial. Assim, o aparecimento precoce de NADPH no subnúcleo oral é observado durante o desenvolvimento fetal. O c-Fos é uma proteína complexa de ligação ao ADN que actua na região promotora de alguns genes de neurotransmissores, incluindo a encefalina, a dinorfina e a colecistoquinina. O seu efeito na nocicepção pode ser muito variável. Tal como o neurotransmissor associado dinorfina, a presença de c-Fos pode contribuir para a antinocicepção através do recetor Kappa-opióide. Por outro lado, esta ação é dificultada pela capacidade do c-Fos de contribuir para a cascata neuro-inflamatória que ajuda a criar um estado hiperalgésico. Tal como os c-Fos e as dinorfinas, o GABA também tem uma resposta complicada à nocicepção. O GABA é um neurotransmissor inibitório que actua principalmente no sistema nervoso central com dois receptores diferentes: GABA(A), que envolve a condutância do canal de Cl, e GABA(B), que envolve a regulação da condutância de Ca + e K + acoplada ao GMPc. O antagonismo dos receptores GABA(A) aumenta a sensação de estímulos inócuos nos núcleos sensoriais do trigémeo. Isto deve-se principalmente aos seus efeitos nos locais segmentares. Em contraste, a desinibição do GABA nos locais supra-espinhais, como o núcleo da rafe ou a substância cinzenta periaquedutal, diminui o efeito de estímulos nocivos de alta intensidade. O efeito sistémico dos receptores GABA(A) consiste, portanto, em equilibrar a sensação em relação a um meio. O baclofeno é um antiespasmódico agonista dos receptores GABA(B). Como já foi referido, os receptores GABA(B), localizados nas fibras Aδ e C, diminuem a transmissão excitatória através da diminuição do influxo de Ca + e do aumento das correntes de K +. Verificou-se que o baclofeno, através do seu agonismo dos receptores GABA(B), ajuda a diminuir a resposta nociceptiva tanto no sistema trigeminal como no sistema espinal

Desde os nociceptores aferentes primários até ao córtex cerebral somatossensorial, a neurobiologia da dor orofacial é um processo complexo e dinâmico, com uma modulação bioquímica contínua da dor orofacial e das DTM. Existem frequentemente vários componentes no desenvolvimento da dor orofacial, como componentes genéticos, psicológicos e sociais.

A neurotransmissão opioidérgica encontra-se em todo o cérebro e na espinal medula e parece influenciar muitas funções do SNC, incluindo a nocicepção, as funções cardiovasculares, a termorregulação, a respiração, as funções neuroendócrinas, as funções neuroimunes, a ingestão de alimentos, a aprendizagem e a memória. Os opiáceos têm um efeito significativo no humor, na motivação e produzem euforia.

Existem 3 classes de receptores opióides - μ-mu, δ-delta e κkappa.amplamente distribuídos no cérebro. Os genes que codificam cada um deles são membros dos receptores da proteína G. Existem três classes principais de péptidos opióides endógenos que interagem com os receptores de opiáceos acima referidos: As β-endorfinas, as encefalinas e as dinorfinas. Os 3 péptidos opióides derivam de um grande precursor proteico. Os péptidos opióides modulam a entrada nociceptiva de duas formas: 1) bloqueiam a libertação de neurotransmissores, inibindo o influxo de Ca^{2+} no terminal pré-sináptico, ou 2) abrem canais de potássio, o que hiperpolariza os neurónios e inibe a atividade dos picos. Actuam em numerosos receptores localizados no cérebro e na medula espinal. As encefalinas são consideradas os ligandos comuns para os receptores δ, as endorfinas β para os receptores μ- e as dinorfinas para os receptores κ. Os vários tipos de receptores opióides estão distribuídos de forma diferente no sistema nervoso central e periférico. As evidências mostram diferenças funcionais destes receptores em várias estruturas. Este facto explica os efeitos secundários adversos que se seguem aos tratamentos com opiáceos.

8. MEDIADORES QUÍMICOS NOCICEPTIVOS NA INFLAMAÇÃO ORAL

A dor orofacial deve-se normalmente a uma inflamação. É crucial compreender os mediadores químicos da inflamação oral nas vias da dor orofacial para o seu tratamento eficaz.

FISIOPATOLOGIA DA DOR OROFACIAL

Existem três tipos de aferências periféricas primárias: Fibras $A\beta$, fibras $A\delta$ e fibras C. As fibras $A\beta$ são as fibras de condução mais rápida devido à sua qualidade mielinizada. As fibras $A\delta$ são ligeiramente mais lentas, compreendendo axónios mielinizados mais finos. As fibras condutoras mais lentas são as fibras C, que consistem nas fibras mais finas e não mielinizadas.

O nervo trigémeo inerva principalmente a região orofacial e os seus corpos celulares aferentes primários encontram-se no gânglio trigémeo, que consiste principalmente em fibras $A\delta$ e fibras C. As fibras $A\beta$ da região trigeminal respondem à pressão e ao toque ligeiro, enquanto a dor actua como um estímulo para as fibras $A\delta$ e C menos condutoras, que são conjuntamente designadas por nociceptores, cuja excitação provoca uma libertação considerável de sP, que ativa os receptores de neuroquinina-1 e modula assim a sensibilidade à dor **Jessel TM** (1982).[3] 3 Estes nociceptores podem ainda ser classificados em mecano-nociceptores, termo-nociceptores e quimio-nociceptores.

Os termonociceptores contêm receptores do tipo vanilóide 1 que contribuem para a dor causada por temperaturas extremas. Os mecano-nociceptores, que são sensíveis a estímulos mecânicos, estão localizados na polpa da raiz e são revestidos por canais epiteliais de Na^+ que contribuem para a dor aguda produzida pelo movimento de líquidos nos túbulos dentinários. Os quimio-nociceptores são sensíveis a substâncias químicas. A modulação destes nociceptores pode ser efectuada de forma mecânica ou química. Estudos caninos demonstraram que o limiar de mecano-nocicepção pode aumentar a sensibilização, uma vez que pode ser reduzido pela inflamação periodontal **Matsumoto H (2010)**.[3] 4 É possível que tal se deva ao mecanismo hidrodinâmico que ativa os nociceptores através do aumento da pressão sobre a polpa **Mathews B (2008)**[3] 5 da inflamação no ambiente não complacente da polpa revestida por dentina. Existe uma modulação periférica e central considerável devido aos numerosos neuropeptídeos que são libertados devido a danos nos tecidos. Os péptidos como a substância P e o péptido relacionado com a calcitonina são cruciais na sensibilização dos nociceptores: isto leva à alodinia, a dor a estímulos inócuos, e à hiperalgesia, o aumento da sensibilidade a estímulos dolorosos. **Meyer RA (2006).**[36]

Os neurónios aferentes primários terminam no núcleo do trato espinal do trigémeo no tronco cerebral. O núcleo do trato espinal do trigémeo é constituído por três subnúcleos: o subnúcleo oral, o subnúcleo interpolar e o subnúcleo caudal. O subnúcleo caudal é estruturalmente comparável ao corno dorsal da coluna vertebral e, por isso, é frequentemente designado por corno dorsal do trigémeo. Este subnúcleo funciona como o principal relé do tronco cerebral e é uma estrutura central crítica para a modulação da nocicepção.

O subnúcleo oral e o subnúcleo interpolar recebem uma entrada versátil de todos os três tipos de fibras, particularmente das fibras Aβ de condução rápida. Os neurónios centrais encontrados nestes subnúcleos são subdivididos em neurónios nociceptivos específicos. Estes são constituídos por fibras Aδ e fibras C que respondem apenas a estímulos nocivos ou por todos os três tipos de fibras que respondem a estímulos nocivos e inócuos **Tenebaum HC (2001)**.[3] [7]

A dor profunda é atribuída à convergência de vários tipos de receptores num neurónio nociceptivo central. A complexidade desta convergência resulta na leitura incorrecta da sensação original, levando à alodinia ou hiperalgesia. Para além disso, vários outros estudos descobriram também que a zona de transição entre os subnúcleos caudais e os subnúcleos interpolares contribui igualmente para o processamento central da nocicepção orofacial profunda. A partir do tronco cerebral, os impulsos orofaciais são conduzidos através do tálamo para o córtex. No tálamo, principalmente no núcleo posterior, no núcleo posterior ventral e no núcleo intralaminar, localizam-se neurónios nociceptivos específicos e neurónios de grande amplitude dinâmica. O núcleo posterior ventral está envolvido na localização da dor numa região, e o núcleo intralaminar é responsável pela dimensão afectiva e motivacional da dor e pela identificação dos estímulos como dor causada pelo núcleo posterior. Com efeito, o tálamo lateral projecta-se para o córtex cerebral somatossensorial para reduzir e identificar a localização da dor, e o tálamo medial projecta-se para áreas tonificantes como o hipotálamo e o giro cingulado para associar a dor às suas emoções relevantes.

TRANSDUÇÃO, CONDUÇÃO E TRANSMISSÃO DOS NOCICEPTORES

Transdução: A atividade dos nociceptores pode ser classificada em transdução, condução e transmissão. A transdução é a resposta dos nociceptores periféricos a impulsos nocivos causados por estímulos traumáticos, mecânicos, químicos ou térmicos que são convertidos nos nociceptores distais numa corrente de despolarização mediada por Ca^2. O dano celular e a resposta neuro-hormonal à lesão na pele, fáscia, osso, músculo e ligamentos causam a libertação de iões H^+ e K^+ intracelulares, para além do ácido araquidónico (AA) das membranas celulares que foram lisadas e de outros mediadores nocivos. O AA acumulado ativa e regula a isoforma da enzima ciclo-oxigenase-2 (COX-2), que leva à conversão do AA em metabolitos biologicamente activos como a prostaglandina E2 (PGE2) e a prostaglandina G2 (PGG2), seguidas da prostaglandina H2 (PGH2). Estes metabolitos e os iões H^+ e K^+ intracelulares causam a sensibilização dos nociceptores periféricos que iniciam respostas inflamatórias que conduzem à dor e a um aumento do inchaço do tecido no local da lesão.

Outros importantes sensibilizadores nocivos primários e secundários que são libertados após uma lesão tecidular são a 5-hidroxitriptamina (5-HT), a bradicinina (BK) e a histamina. A 5-HT libertada em resposta a estímulos térmicos ativa os receptores 5-HT2a periféricos, causando a sensibilização dos neurónios aferentes primários, o que conduz à alodinia mecânica e à hiperalgesia térmica. Os receptores B1 e B2 acoplados à proteína G, que estão localizados nos nociceptores primários, medeiam o papel da bradicinina na sensibilização periférica. O complexo recetor-proteína G, quando ativado pela BK e pela calidina, leva a um aumento da excitabilidade do nociceptor, provocando um fluxo de entrada de Na^+ e uma redução das correntes de saída de K^+. A hiperalgesia primária resultante deve-se ao aumento da irritabilidade dos nociceptores, ao aumento da permeabilidade vascular, ao início do edema neurogénico e à ativação das terminações dos nociceptores adjacentes causada por estas substâncias libertadas localmente. Além disso, a bradicinina, a 5-HT e outros mediadores primários estimulam a transmissão ortodrómica nas terminações nervosas sensibilizadas e iniciam a libertação de vários péptidos e neuroquininas, como o CGRP, a sP e a CCK, no local da lesão e à sua volta. A substância P aumenta a sensibilização dos nociceptores periféricos, libertando histamina dos mastócitos, bradicinina e 5-HT através de um mecanismo de feedback. A proteína relacionada com o gene da calcitonina, um péptido de 37 aminoácidos, está presente nos terminais centrais e periféricos de mais de 35% das fibras Aδ e 50% das fibras C. À semelhança da sP, o CGRP produzido nos corpos celulares dos nociceptores primários encontrados no gânglio da raiz dorsal inicia a hiperalgesia mecânica e térmica. O CGRP libertado nas terminações periféricas tem vários efeitos, incluindo a inibição da sua decomposição metabólica periférica, que prolonga o efeito do sP e a vasodilatação induzida pela histamina e o extravasamento inflamatório.

A lesão aguda dos tecidos leva a um aumento da produção e libertação de citocinas pró-inflamatórias, incluindo a IL-1β e a IL-6, que desempenham um papel fundamental na intensificação do edema e da irritação associados à dor causada pela inflamação. Os mediadores inflamatórios e estas citocinas pró-inflamatórias activam moléculas transdutoras, incluindo os canais iónicos de potencial recetor transitório (TRP). Foram descobertos até oito tipos de canais iónicos TRP e a resposta de cada um varia em função dos mediadores activados pelos estímulos térmicos, químicos ou traumáticos no microambiente circundante. O recetor de 4 unidades do canal iónico TRP-VI/capsaicina consiste num canal iónico central que permite o fluxo para o interior de Na^+ e Ca^{2+} depois de ser ativado por iões H^+, calor e presença de capsaicina. Este fluxo iónico de entrada de Ca^+ ativa o potencial gerador, que causa a soma e a despolarização do componente axonal distal. O potencial de ação resultante é conduzido centralmente para os terminais axonais do corno dorsal.

Condução: A condução é a propagação de potenciais de ação através de fibras nervosas mielinizadas e não mielinizadas, a partir de terminações nociceptivas periféricas. As fibras nervosas nociceptivas e não nociceptivas podem ser classificadas de acordo com a extensão da mielinização, o diâmetro e a velocidade de condução. As fibras Aβ são as fibras sensoriais especiais não nocivas de maior diâmetro que se encontram em estruturas somáticas como a pele e as articulações. As fibras nociceptivas são de duas variedades - as fibras Aδ e as fibras C, que estão distribuídas na pele e noutros tecidos. As fibras Aδ propagam a -primeira dor,que é definida como uma sensação de picada aguda e localizada com uma duração de até 1 s. Este primeiro alarme alerta a pessoa para uma potencial lesão e protege-a induzindo uma resposta de retirada. As fibras C, que são fibras de alto limiar, são activadas por estímulos mecânicos, térmicos e químicos e são responsáveis pela perceção da -segunda dor- que tem uma latência prolongada que dura de segundos a minutos. É descrita como uma sensação de queimadura não localizada, que se torna progressivamente mais confortável. Os canais iónicos que se encontram nos axónios nociceptivos e nas suas terminações terminais desempenham um papel na condução dos impulsos nocivos. Os canais iónicos axonais Na^+ são classificados como sensíveis ou resistentes (TTX-r) à biotoxina tetrodotoxina do peixe-balão. A condução axonal nas fibras nociceptivas provoca a secreção de aminoácidos excitatórios (EAA) e de neurotransmissores peptídicos a partir de terminais pré-sinápticos no corno dorsal. A libertação de EAAs nestes terminais nervosos é provocada por canais de cálcio do tipo neuronal (tipo N), que se abrem após a despolarização, permitindo o rápido influxo de iões Ca^2 +. Estes canais podem ser bloqueados por toxinas como o ziconotide.

Transmissão: A transmissão é definida como a transferência de impulsos nocivos dos nociceptores primários para as células localizadas no corno dorsal da medula espinal. As fibras Aδ e C são axónios dos neurónios unipolares que têm terminações nociceptivas que entram no corno dorsal e se ramificam no trato de Lissauer e, por fim, fazem sinapse com células de segunda ordem que se situam principalmente nas lâminas II de Rexed, conhecidas como substantia gelatinosa, e V, conhecida como nucleus proprius. Existem dois tipos de neurónios de segunda ordem do corno dorsal, que são os neurónios nociceptivos específicos (NS) e os WDR. Os neurónios nociceptivos específicos que se encontram na lâmina I são estimulados apenas por impulsos nocivos das fibras C, enquanto os WDR respondem tanto a estímulos nocivos como inócuos. Existe uma vasta gama de respostas que respondem à estimulação da frequência: a estimulação de baixa frequência das fibras C causa uma transmissão sensorial não relacionada com a dor, a estimulação de alta frequência dos neurónios WDR leva a um aumento progressivo da descarga e à transmissão de impulsos dolorosos. Os aminoácidos excitatórios estimulam os receptores ionotrópicos do ácido amino-3-hidroxi-5-metil-4-propiónico (AMPA) e da cainite (Kar), que modulam o influxo de iões K^+ e Na^+ juntamente com o potencial de tensão intraneural. Estes receptores são bastante impermeáveis a outros catiões como o Ca^2 +. Cada recetor AMPA é constituído pelo canal catiónico central, rodeado por quatro subunidades que possuem sítios de ligação intrínsecos para o glutamato. A interação de agonistas com dois ou mais locais de ligação no recetor resulta na ativação e na abertura do canal, permitindo o influxo de Na^+

para a célula, levando à rápida transmissão de impulsos nocivos para os locais de perceção supra-espinhais. Os receptores de cainato também regulam o influxo de iões Na^+ e K^+ e são responsáveis pela excitação pós-sináptica. No entanto, os receptores Kar também parecem estar envolvidos na transmissão de sinais sinápticos que se seguem a uma breve excitação nociva. Além disso, os receptores Kar podem aumentar a eficácia da transmissão sináptica, multiplicando a probabilidade de descarga dos neurónios de segunda ordem em condições de excitação contínua.

Em condições de estimulação nociva de alta frequência, os receptores AMPA e KAR activam o priming dos receptores do ácido *A-metil-D-aspártico* (NMDA), que é mediado por voltagem. **Woolf CJ (1995).**[3] 8 O recetor NMDA é um canal iónico específico do ligando que é controlado por voltagem. É constituído por quatro subunidades - duas unidades NR2 com locais de ligação ao glutamato nas suas porções extracelulares e duas unidades NRI com locais de ligação à glicina e um local alostérico que é reativo aos iões de zinco. O recetor regula o influxo de iões Na^+ e Ca^{2+} e a saída de iões K^+ através do seu canal iónico intrínseco. Cada subunidade tem uma parte citoplasmática considerável que pode ser alterada por proteínas quinases e um componente alostérico externo que é modificável por iões de zinco. A ativação destes receptores requer uma despolarização da membrana induzida por AMPA com uma alteração positiva da tensão intracelular, para além da ligação de aspartato ou glutamato ao recetor. Os receptores AMPA que são activados resultam em potenciais pós-sinápticos excitatórios (EPSPs) que se estendem por várias centenas de milissegundos e se acumulam para produzir uma despolarização que remove um Mg^{2+} -plugll que inibe o canal de iões NMDA, permitindo o influxo de iões Ca^{2+} . A acumulação de iões Ca^{2+} leva a uma série de eventos neuroquímicos e neurofisiológicos que influenciam o processamento da dor aguda. A sensibilização central encontra-se em regiões supra-espinhais que incluem a amígdala, o giro cingulado anterior e a medula rostroventral. O influxo de iões Ca^{2+} também ativa enzimas induzíveis que incluem a COX-2 e a óxido nítrico sintase (NOS). Os péptidos sP e CGRP podem atrasar e prolongar a despolarização dos neurónios do corno dorsal de segunda ordem. Quando o sP se liga à neurocinina metabotrópica 1 (NK-1), os NMDARs são activados, o que é necessário para o estabelecimento da potenciação a longo prazo (LTP). Após a estimulação da NK-1, são sintetizadas a fosfoquinase A (PKA) e o monofosfato de adenosina cíclico (AMPc), que medeiam várias alterações na célula, como a ativação lenta dos receptores NMDA e a ativação dos genomas. O aumento da PGE e do NO intracelulares e extracelulares e a síntese de proteínas de fase aguda provocam uma sensibilização central dependente da transcrição e estão associados a respostas que facilitam alterações na plasticidade neural.

9. PRINCÍPIOS DO DIAGNÓSTICO DA DOR

O objetivo do diagnóstico da dor é identificar com precisão o quê, onde, como e porquê da queixa do doente. As caraterísticas da dor tornam difícil o seu diagnóstico e a sua gestão.

O diagnóstico da queixa de dor consiste em 3 etapas principais:

- Identificação exacta da localização da estrutura de onde provém a dor.
- Estabelecimento da categoria de dor correta que está representada na condição sob investigação.
- Escolha de uma perturbação específica da dor que explique corretamente a incidência e o comportamento dos doentes com o problema

AVALIAÇÃO DO ESTADO DA DOR

Isto pode ser feito através da recolha de informações adequadas sobre a dor. Isto pode ser conseguido de duas formas: história clínica e exame clínico. O principal objetivo da história e do exame é localizar a verdadeira fonte de dor relacionada com a queixa do doente. **Joanna (2009).**[39]

HISTÓRIA DE DOR OROFACIAL

Uma boa história permite:

- Diagnóstico a efetuar

- Gravidade dos sintomas a avaliar e seu efeito

- Determinação do prognóstico

- Adaptação dos inquéritos

- Interpretação dos resultados com maior exatidão

- Colocação do estado do doente no contexto da sua situação social e psicológica. **Joanna (2009).**[39]

CARACTERÍSTICAS A INCLUIR NUMA HISTÓRIA DE DOR OROFACIAL

A. A PRINCIPAL QUEIXA

1. Localização da dor

2. Início da dor: a) Associação com outros factores b) Progressão

3. Caraterísticas da dor

    a. Qualidade da dor

    b. Comportamento da dor

        i. Natureza temporal

        ii. Frequência

        iii. Duração

            a. Intensidade

b. Sintomas concomitantes

c. Fluxo da dor

1. Factores agravantes e atenuantes

a. Modalidades físicas

b. Função e parafunção

c. Perturbações do sono

d. Medicamentos

e. Stress emocional

1. Consultas e/ou tratamentos anteriores

2. Relação com outras queixas

B. HISTÓRIA MÉDICA PASSADA

C. REVISÃO DOS SISTEMAS

D. AVALIAÇÃO PSICOLÓGICA

E .

EXAME CLÍNICO DA DOR OROFACIAL

A dor é um sintoma invisível e não pode ser observada através de um exame clínico. É realizada uma abordagem normalizada do processo de

exame físico para identificar a patologia como um possível fator (co-
)causal da dor. O exame regional deve ser efectuado com inspeção
visual, palpação, percussão e auscultação. O objetivo do exame clínico
é identificar quaisquer variações em relação à saúde e à função normais
das estruturas orofaciais.

LOCALIZAR A ORIGEM DA DOR

A localização da origem da dor é muito importante no caso da dor
referida. Os 4 pontos seguintes resumem as técnicas de exame
utilizadas para diferenciar a dor primária da dor referida:

1. A provocação local do local da dor não aumenta a dor.

2. A provocação local da fonte de dor aumenta a dor, não só na
   fonte mas também no local.

3. O bloqueio anestésico local do local da dor não diminui a dor.

4. O bloqueio anestésico local da fonte de dor diminui a dor na
   fonte e no local.

RESUMO DO EXAME CLÍNICO COMPLETO

A. EXAME GERAL

1. Sinais vitais: tensão arterial, pulsação, frequência respiratória,

temperatura

2. Avaliação do nervo craniano

3. Avaliação oftalmológica

4. Avaliação do ouvido

5. Avaliação do colo do útero

6. Equilíbrio e coordenação

B. EXAME MUSCULAR

1. Palpação a) Dor e sensibilidade b) Pontos de gatilho e pontos de referência da dor

C. AVALIAÇÃO MASTIGATÓRIA

1. Amplitude de movimento mandibular a) Medições b) Dor

2. Avaliação da articulação temporomandibular a) Dor b) Disfunção

3. Estruturas orais a) Os tecidos mucogengivais b) Os dentes c) A periodontia d) A oclusão

D. OUTROS TESTES DE DIAGNÓSTICO

1. Imagiologia
2. Testes laboratoriais
3. Avaliação psicológica e/ou testes de provocação psicológica

ESTABELECER A CATEGORIA DA DOR: Após a realização da história clínica e do exame, o passo seguinte consiste em colocar a queixa de dor numa categoria adequada. Esta pode ser estabelecida respondendo às seguintes perguntas.

1. A dor é aguda ou crónica
2. A dor é somática ou neuropática
3. A dor é primária ou secundária
4. A dor é superficial ou profunda
5. A dor é musculo-esquelética ou visceral
6. A dor é inflamatória

ESCOLHER A DOENÇA DA DOR CORRECTA

Uma vez categorizada a dor, o passo seguinte é escolher a perturbação da dor correta. Isto pode ser feito com um conhecimento exato dos sintomas clínicos e do comportamento de todas estas perturbações da dor.

CONFIRMAÇÃO DO DIAGNÓSTICO CLÍNICO: Existem 4
métodos para confirmar o diagnóstico
-       Bloqueio analgésico de diagnóstico

-       Utilização de medicamentos de diagnóstico

-       Consultas

-       Terapia experimental **Joanna (2009).** 9[3]

10. CAUSAS EXTRA-CRANIANAS E SISTÉMICAS DE DORES DE CABEÇA E FACIAIS

A dor craniofacial é uma queixa principal comum e está entre os desafios de diagnóstico e tratamento mais frustrantes com que se deparam os médicos de cuidados primários. A extensa inervação dos tecidos faciais e cranianos e a variedade de doenças a que são susceptíveis são responsáveis pela complicada gama de entidades de dor envolvidas. Para ilustrar esta complexidade, a dor craniofacial pode ter origem em estruturas intra-orais, como os dentes, o periodonto e os maxilares, ou em locais extra-orais que incluem os ligamentos e os músculos da cabeça, do pescoço e da face; a cavidade nasal e os seios paranasais; as articulações temporomandibulares, os olhos e os ouvidos; os vasos sanguíneos do couro cabeludo e da face, incluindo os seios venosos e os seus tributários; as artérias durais e intracerebrais; e, por fim, os nervos cranianos e cervicais. Para além disso, a dor pode ser referida, o que significa que a origem da dor é discrepante do local dos sintomas.

Critérios para o diagnóstico da dor craniofacial. Montogomery MT(2000).[4] **HISTÓRIA**

1. Informações demográficas (incluir o nome e o endereço do médico de família e de outros prestadores de cuidados de saúde)
2. Queixa principal

3. Historial médico e dentário

    a. Tratamento dentário anterior e problemas

b. Doenças e lesões anteriores

c. Tratamentos médicos e cirúrgicos anteriores

d. Resultados de exames anteriores

e. Historial de medicação

f. História familiar

4. História social

a. Local de nascimento e residências anteriores

b. Historial profissional e escolar

c. Hábitos (por exemplo, consumo anterior e/ou atual de tabaco, álcool, drogas)

d. História conjugal

e. Assuntos pertinentes relacionados com o stress (por exemplo, perda recente de emprego, morte na família, etc.)
        família)

5. Revisão dos sistemas

6. História da doença actualP- provocativo/paliativo

R-
região
S-
severidade

Carácter temporal T

AVALIAÇÃO FÍSICA

1. Observação de assimetrias faciais

2. Sinais vitais

3. Exame neurológico e avaliação da função dos nervos cranianos

4. Palpação da cabeça e do pescoço e exames de amplitude de
    movimentos (mandíbula e pescoço)
5. exame intra-oral

6. Estudos imagiológicos (quando indicado)

7. Exames laboratoriais (quando indicado)

8. Injecções anestésicas de diagnóstico (quando indicado)

Ossos do crânio: A maioria das lesões que afectam os ossos do crânio não são dolorosas. As lesões dolorosas são aquelas que são rapidamente expansivas, agressivamente osteoclásticas ou que têm um componente inflamatório, incluindo, entre estas, a osteomielite, o mieloma múltiplo e a doença de Pagets

Olhos: A dor ocular pode ser primária ou referida. Dor primária: glaucoma, perturbações da convergência, inflamação ocular, doença da córnea, oftalmoplegia dolorosa, síndroma da fissura orbital superior, tumores orbitais. Dor referida: aneurismas saculares, inflamação do seio cavernoso, fístula cavernosa da carótida, dissecção da artéria carótida, dor miofascial, síndrome do ápice orbital, síndrome parasselar.

Orelhas: Cerca de 50% das dores de ouvido são devidas a lesões estruturais do ouvido externo ou médio, as restantes são dores referidas decorrentes de perturbações como dores de dentes, perturbações da ATM, perturbações da faringe e da laringe e perturbações cervicais.

Complexo nasal e dos seios paranasais : A cavidade nasal está rodeada de seios paranasais que incluem os seios maxilares, etmoidais, frontais e esfenoidais. Dor primária : rinossinusite, sinusite aguda ou crónica, vestibulite, desvio do septo, cornetos hipertróficos, polipose nasal, abscessos septais, sarciodose, Wegner granulomatoso, tumores, infecções. Dor referida: dor de dentes, perturbações da ATM, dores miofasciais

Garganta: A garganta ou faringe divide-se em nasofaringe, que se situa posteriormente às fossas nasais e superiormente ao palato mole; orofaringe, que se estende da junção do palato duro e do palato mole até à valécula; e hipofaringe, que é posterior à laringe e à traqueia e inclui as fossas piriformes. À sua volta estão os músculos circunferenciais: os músculos constritores superior, médio e inferior. Também nesta região se encontram as adenóides, as amígdalas palatinas e os tecidos linfóides acessórios que rodeiam as vias respiratórias superiores como o anel amigdalino de Waldeyer. Os tecidos faríngeos são inervados por ramos do nervo glossofaríngeo e do nervo vago, devido a esta significativa sobreposição de inervações destas estruturas. A dor na garganta é frequentemente mal localizada e é comum a dor ser referida ao ouvido. **Sistema linfático:** No estado de saúde, os gânglios linfáticos são geralmente não palpáveis. A dor primária é causada por infecções bacterianas locais ou sistémicas, infecções virais locais ou sistémicas, infecções sistémicas por protozoários, toxoplasmose, linfoma, doenças metastáticas, dor induzida por medicamentos

Vasos sanguíneos: As doenças vasculares podem ser uma fonte de dores de cabeça e faciais A dor orofacial é um sistema de apresentação comum da arterite de células gigantes. Dor primária: hemorragia subaracnoide, malformação vascular não roto, aneurisma sacular, hipertensão arterial

DOENÇAS SISTÉMICAS:

Existem muitas doenças e perturbações sistémicas que são acompanhadas de cefaleias e dores faciais, por exemplo: anemia, insuficiência suprarrenal, artrite, insuficiência pulmonar crónica com hipercapnia, diabetes mellitus, fibromialgia, tiroidite de hashimoto, vírus do herpes zoster, VIH/SIDA, hipertensão/feocromocitoma, mononucleose infecciosa, doença cardíaca isquémica, menopausa, malignidades primárias, insuficiência renal/diálise

11. DORES DE CABEÇA, ENXAQUECA E CEFALEIAS EM SALVAS

Introdução

As cefaleias primárias são aquelas que são independentes de qualquer outra condição médica subjacente. Em contrapartida, as cefaleias secundárias devem-se a uma doença subjacente e são classificadas de acordo com a sua causa. As cefaleias primárias são abordadas neste capítulo. A classificação da **Cefalalgia da** Sociedade Internacional de Cefaleias (IHS) **(2004)**[41] divide as cefaleias primárias em quatro categorias:

1. Cefaleias de tipo tensional (TTH)

2. Enxaqueca

3. Cefaleia em salvas e outras cefaleias autonómicas do trigémeo

4. Outras cefaleias primárias

Cefaleias de tipo tensional: A cefaleia de tensão é uma cefaleia primária comum com um enorme impacto socioeconómico. As DTHs são assim chamadas porque causam uma dor surda e dolorosa que as pessoas descrevem como uma faixa à volta da cabeça que irradia para o pescoço. As DTHs dividem-se em episódicas pouco frequentes, episódicas frequentes, crónicas e prováveis. A TTH é descrita como uma dor não pulsátil e baça de intensidade ligeira a moderada que se manifesta frequentemente como aperto, pressão ou dor com uma distribuição semelhante a uma faixa. Os analgésicos são normalmente utilizados.

Enxaquecas: A enxaqueca é uma perturbação do sistema trigémeo. O diagnóstico de enxaqueca pode ser confirmado quando determinados critérios da IHS são preenchidos após a exclusão de doença orgânica:

1) Os doentes têm de ter sofrido pelo menos cinco ataques, cada um com uma duração de 4-72 horas;

1) Devem estar presentes duas das seguintes caraterísticas da dor: dor unilateral, qualidade pulsátil, intensidade moderada a grave e agravamento com a atividade física de rotina;

2) A crise deve ser acompanhada de náuseas (e/ou vómitos) ou de fotofobia e fonofobia. As enxaquecas podem ocorrer com ou sem aura. O tratamento farmacológico da enxaqueca pode ser abortivo/sintomático ou profilático. A terapia adjuvante de modalidades não farmacológicas, como técnicas de relaxamento, acupunctura e outras intervenções comportamentais, pode ser utilizada como terapia adjuvante. As preferências dos doentes também devem ser tidas em conta.

Cefaleia em salvas: As cefaleias em salvas são tipicamente laterais, permanecendo no mesmo lado da cabeça durante toda a vida do doente. Esta cefaleia é uma dor latejante, aguda ou maçadora de intensidade grave, normalmente localizada na região orbital, supraorbital e/ou temporal. O tratamento da cefaleia em salvas é essencialmente farmacológico, com o objetivo de encurtar e aliviar as crises de cefaleia em salvas e encurtar o ciclo de crises; por isso, tal como a terapêutica da enxaqueca, pode ser dividido em regimes sintomáticos/abortivos e profiláticos.

Hemicrania paroxística: A hemicrania paroxística é uma cefaleia com caraterísticas clínicas semelhantes às da cefaleia em salvas, mas os ataques de cefaleia são de menor duração (2-30 min), mais frequentes e ocorrem mais frequentemente em mulheres **Cefalalgia (2004)**[41] Os ataques são também estritamente unilaterais, predominantemente na região periorbitária. O diagnóstico é confirmado quando a cefaleia é acompanhada por pelo menos um dos seguintes sinais ou sintomas: lacrimejo, injeção conjuntival, rinorreia, congestão nasal, sudação da testa e da face, miose, ptose e edema palpebral. Os ataques que ocorrem em períodos de 7 dias a 1 ano separados por períodos sem dor com duração igual ou superior a

1 mês são classificados como episódicos, e os ataques que ocorrem durante mais de 1 ano sem remissão ou com remissões com duração inferior a 1 mês são classificados como crónicos. A doença tem a particularidade de ser 100 % reactiva à indometacina. Existem relatórios contrastantes sobre a eficácia do sumatriptano. O topiramato parece ser prometedor.

12. DOR IDIOPÁTICAFACIAL PERSISTENTE

A IHS define a dor facial idiopática persistente (PIFP) como uma entidade distinta sob o título -Painful Cranial Neuropathies and Other Facial Pains (Neuropatias Cranianas Dolorosas e Outras Dores Faciais). A IASP eliminou a dor facial atípica da sua taxonomia atual, afirmando que era utilizada com demasiada frequência para designar uma variedade de condições. A decisão da IASP de não apresentar outra denominação e definição de caso para a dor facial atípica é questionável, tendo em conta a ocorrência de dor orofacial crónica na população em geral que não se enquadra na descrição de qualquer entidade clínica existente **Aggarwal VR (2007)**[42]**, Sardella A, (2009).**[43]

Os doentes com PIFP apresentam geralmente uma dor facial e/ou oral baça e mal localizada que pode apresentar exacerbações agudas e ser agravada pelo stress. A dor pode ser superficial, mas é mais frequentemente profunda, é uni ou bilateral e não segue a distribuição de um nervo periférico, como acontece com a nevralgia do trigémeo ou a neuropatia trigeminal pós-traumática dolorosa. Embora não haja eventos importantes associados ao início, os doentes podem, por vezes, referir um historial de pequenas lesões ou traumatismos na face. Mais importante ainda, os critérios de diagnóstico enumerados na ICHD-3 indicam que a dor tem de estar presente diariamente durante mais de 2 horas ao longo de, pelo menos, 3 meses, e que todas as causas dentárias devem ter sido excluídas, e que a dor não pode ser explicada por outro diagnóstico da ICHD-3. Também não é invulgar que os doentes possam referir dor após a palpação dos músculos mastigatórios ou da articulação temporomandibular, mas quando questionados sobre a dor evocada, afirmam que esta não reproduz a sua dor. Para além de ser principalmente um diagnóstico de exclusão com base nos critérios da ICHD-3, é provável que a sensibilização central do sistema nervoso e o impacto psicossocial da PIFP possam conduzir a um fenótipo clínico específico. Assim, certos perfis de anomalias sensoriais podem, de facto, ser revelados por testes sensoriais quantitativos **Baad-Hansen L(2013)**[44] Também é possível que os doentes com PIFP com diferentes níveis de incapacidade psicossocial e a presença de morbilidade psiquiátrica representem fenótipos distintos.

Critérios de diagnóstico para dor facial idiopática persistente

Comité de Classificação da **Cefalalgia da** Sociedade Internacional de

Cefaleias **Inter JHeadache (2013) 5**[4]

A. Dor facial e/ou oral que preenche os critérios B e C

B. Recorrente diariamente durante >2 h/dia durante >3 meses

C. A dor tem as duas caraterísticas seguintes:

1. Mal localizado e não seguindo a distribuição de um nervo periférico

2. Qualidade aborrecida, dolorosa ou irritante

D. O exame neurológico clínico é normal

E. Foi excluída uma causa dentária através de uma investigação

adequada

F. Não é mais bem explicado por outro diagnóstico ICHD-3

Odontalgia atípica (AO) ou Perturbação persistente da dor dentoalveolar (PDAP)

A IASP define a "odontalgia atípica" sob o título "Odontalgia: dor de

dentes 4" como uma dor de dentes não associada a lesões. De acordo

com o IHS, a AO representa uma subforma intra-oral mais localizada

da -dor facial idiopática persistentell (PIFP) ou uma subforma da -

neuropatia trigeminal pós-traumática dolorosaI (PPTTN), duas

entidades que estão listadas na secção -Neuropatias cranianas dolorosas

e outras dores faciais. Outros termos utilizados para definir a AO são dor de dente fantasma e dor de dente idiopática. Mais recentemente, foi sugerida uma abordagem taxonómica com base ontológica, a doença da dor dentoalveolar persistente (PDAP). Para diferenciar a PDAP causada por factores não dentários, como traumatismos faciais, procedimentos dentários, nevralgia do trigémeo, enxaqueca ou infeção pós-herpes zoster, da PDAP que surge na ausência dos mesmos, a PDAP é subdividida em primária e secundária, referindo-se a primeira a casos não explicados ou idiopáticos (PDAP primária).Tipicamente, os pacientes com AO têm dor persistente envolvendo um único dente ou um local onde um dente foi extraído, e para os quais as investigações clínicas e radiográficas não revelam patologias dos tecidos duros e moles **Melis M(2003)**[46] **,Woda A(1999)**[47] .Para começar, o dente considerado como sendo o causador tem frequentemente uma obturação, e apesar dos achados clínicos e radiográficos negativos para a periodontite apical, segue-se normalmente uma série de tratamentos porque a dor não cessa. Para além disso, antes de ser feito o diagnóstico de OA, alguns pacientes podem

optam por se submeter a um canal radicular, a uma cirurgia apical ou a uma extração porque estão convencidos de que se trata de uma dor relacionada com o dente devido a uma inflamação odontogénica oculta **Durham J(2013)**[48] **,Pigg M (2013)**[49] . A AO pode ter uma das três apresentações clínicas seguintes.

1. Um dente com uma polpa vital, quer tenha ou não uma obturação,

2. Um dente desvitalizado com um tratamento de canal radicular tecnicamente bem sucedido, ou

3. Uma zona edêntula onde se encontrava o presumível dente agressor.

Com demasiada frequência, a OA tem sido um diagnóstico de desperdício para qualquer dor de dente inexplicável por um fator local, sem que sejam consideradas as várias formas de dor de dente heterotópica. Para além das condições já mencionadas acima, que devem ser excluídas através de investigações apropriadas, incluem-se a dor cardíaca referida, a cefaleia em salvas e a hemicrania contínua **Alonso AA (2006).**[50] Assim, um diagnóstico eficaz de OA ou, mais apropriadamente, de PDAP primária, requer que todas as causas locais e remotas tenham sido excluídas e que a dor de dentes não possa ser explicada por outro diagnóstico. Embora não existam critérios de diagnóstico universalmente aceites e validados para este subtipo de dor de dentes não odontogénica, o critério proposto por Nixdorf et al. para os subtipos de PDAP representa a melhor alternativa disponível. No entanto, podem existir fenótipos distintos de PDAP primária (AO) com base na resposta ao anestésico local, no perfil somatossensorial determinado por testes sensoriais quantitativos intra-orais, na incapacidade psicossocial e na presença de co-morbilidade psiquiátrica.

Critérios de diagnóstico para dor dentoalveolar persistente (odontalgia atípica)

A. Dor persistente (incluindo disestesia) presente pelo menos 8 horas por dia, 15

dias ou mais por mês durante 3 ou mais meses

   B. Localizada na(s) região(ões) dentoalveolar(es), e

   C. Não causada por outra doença ou

desordem

   D. Primário

Não está em estreita relação temporal com um

acontecimento causal

E. Secundário

Em estreita relação temporal com um acontecimento causal

13. DOR NEURÁLGICA

Nevralgias faciais

A Associação Internacional para o Estudo da Dor define nevralgia como dor no território de um nervo. Definições mais abrangentes incluem o carácter paroxístico e uma elevada intensidade da dor. Teoricamente, cada nervo craniano que transporta fibras sensoriais pode ser suscetível de causar nevralgia. Na maioria das vezes, ocorrem nevralgias do trigémeo, seguidas de nevralgias occipitais e glossofaríngeas e nevralgias do nervo intermédio e do nervo laríngeo superior. Além disso, existem muitos casos de nevralgia pós-herpética na zona do trigémeo.

Neuralgia do trigémeo: A neuralgia do trigémeo é caracterizada por ataques breves de dor unilateral no território de um ou mais ramos do nervo trigémeo. No início, podem ocorrer períodos de remissão espontânea que duram semanas a meses **Nurmikko TJ (2006)**ₛ[1] . As crises de dor são caracterizadas como lancinantes, lancinantes ou do tipo choque elétrico, podem ocorrer espontaneamente ou podem ser desencadeadas por estímulos triviais, como tocar na pele, mastigar, falar, escovar os dentes ou barbear-se. Os ataques ocorrem frequentemente em grupos. A nevralgia do trigémeo tem uma prevalência global de 1:30.000 e ocorre sobretudo em doentes idosos, mais frequentemente em mulheres do que em homens. Os doentes mais jovens com nevralgia do trigémeo podem ter uma doença subjacente, como a esclerose múltipla, em que a nevralgia do trigémeo ocorre em 1-5%. O diagnóstico baseia-se principalmente numa história detalhada e na descrição da dor pelo doente.

Critérios de diagnóstico da nevralgia do trigémeo da Sociedade Internacional de Cefaleias

Cefalalgia (2004)[41]

- Ataques paroxísticos de dor que duram de uma fração de segundo a 2 minutos, afectando uma ou mais divisões do nervo trigémeo

- A dor apresenta pelo menos uma das seguintes caraterísticas:

  1) Intenso, agudo, superficial ou lancinante

  2) Precipitado a partir de zonas de desencadeamento ou por factores de desencadeamento

  3) Os ataques são estereotipados em cada doente. Não existe um défice neurológico clinicamente evidente. A dor não parece dever-se a outra doença. Os ataques da nevralgia do trigémeo têm uma duração demasiado curta para serem tratados com medicação aguda. Assim, o tratamento médico tem como objetivo reduzir a frequência dos ataques. Os medicamentos que actuam nos canais de sódio dependentes da voltagem parecem ser os mais eficazes A carbamazepina continua a ser considerada o medicamento de primeira escolha. A taxa

de resposta inicial à carbamazepina é de quase 90%. No entanto, em alguns doentes é necessário aumentar a dose no decurso da doença e os efeitos secundários podem impedir que se atinja uma dose eficaz. Se for necessário um início de ação rápido, a fenitoína pode ser administrada por via intravenosa (utilização não autorizada) a 250 mg b.i.d. após exclusão de bloqueios de condução por eletrocardiografia.

TABELA 2: TRATAMENTO DA NEVRALGIA DO TRIGÉMEO

Drug	Dosage	Side effects
Carbamazepine	100-1200 mg/day	Impaired mental and motor function, death from hematological reaction, nausea, ataxia, diplopia
Baclofen	Initially 5 mg tid × 3 days, then increase 10-20 mg/day every 3 days to a maximum dose of 50-60 mg/day	Drowsiness, weakness, hypotension, constipation
Phenytoin	Initially 100 mg twice daily can be increased to 800 mg/day	Lethargy, nystagmus
Lamotrigine	25 mg/day × 2 weeks, 25 mg bid × 2 weeks, maximum dose 50-100 mg twice daily	Headache, lethargy, nausea, tremor, insomnia
Clonazepam (Patients in whom Carbamazepine is contraindicated)	4-8 mg/day	Drowsiness, ataxia
Pimozide	2-12 mg/day	Tremor, convulsions hypersensitivity, sedation
Valproic acid	250-500 mg four times daily	Tremors confusion, nausea, weight gain, hepatotoxicity
Sumatriptan (refractory cases)	50-100 mg/day	Nausea, vomiting
Oxycarbazapine	300 mg bid/day upto 1200 mg/day	Dizziness, diplopia, ataxia, nausea, somnolence, headache, hyponatremia
Gabapentin	300 mg 1st day, 2nd day 300 mg bid, 3rd day 300 mg tid and then maintain the dosage. Can be given upto 2400 mg/day	Somnolence, dizziness, tremor, ataxia, fatigue, nystagmus,
Topiramate	50-150 mg/day	Dizziness, somnolence and weight loss

Se o tratamento médico não for suficiente ou não for tolerável, está indicado o tratamento de intervenção. Os principais métodos são a descompressão microvascular no ângulo ponto-cerebeloso, os procedimentos percutâneos no gânglio gasseri e o tratamento radiocirúrgico

Nevralgia do glossofaríngeo: A dor é unilateral na base da língua, na fossa tonsilar, na faringe ou entre a mandíbula e o ouvido. A fala, a deglutição, a mastigação, a tosse e o bocejo são factores desencadeantes típicos. A dor ao tocar nas amígdalas é considerada patognomónica, mas nem sempre está presente. **Rushton JG**

(1981)s^2 descreveu 217 pacientes, que tinham visto entre 1922 e 1977, com muitas remissões espontâneas.

Podem ocorrer síncopes, que se pensa serem causadas por descargas patológicas no núcleo motor do vago ou de fibras sensoriais no seio carotídeo. O tratamento é semelhante ao da nevralgia do trigémeo, incluindo descompressão neurovascular. Uma vez que a nevralgia do glossofaríngeo ocorre frequentemente como sintoma de uma doença subjacente, é necessário efetuar exames imagiológicos e endoscópicos para excluir tumores ou outras lesões na zona.

Outras Nevralgias Cranianas

Nevralgia do nervo intermédio: Trata-se de uma nevralgia rara em que a dor se localiza profundamente no ouvido. O fator desencadeante é a parede posterior do canal auditivo. O tratamento é semelhante ao da nevralgia do trigémeo. Tem-se questionado se o nervo intermediário é realmente a fonte da dor. Nevralgia do nervo laríngeo superior: Também é rara. A dor localiza-se na parte lateral do pescoço. Os factores desencadeantes são a deglutição, a fala alta ou o virar da cabeça. Existem formas sintomáticas com doenças da laringe. A carbamazepina pode ser útil. Em casos refractários, tem sido utilizada a transecção do ramo interno do nervo. A nevralgia occipital ocorre no território do nervo occipital maior ou menor. É frequente encontrar formas sintomáticas; por conseguinte, é necessário efetuar um exame local minucioso. O bloqueio do nervo com um anestésico local pode ser útil.

A nevralgia pós-herpética pode ocorrer em ramos do nervo trigémeo, mais frequentemente no ramo oftálmico. O diagnóstico é claro se houver uma história de erupção cutânea típica de varicela-zoster. O tratamento segue as diretrizes gerais para o tratamento da dor neuropática **Wallace MS (2005).**[53]

14. DOR MIOFACIAL MASTIGATÓRIA

A mialgia mastigatória é a dor e a disfunção resultantes de processos patológicos e funcionais nos músculos mastigatórios, como a dor miofascial, a miosite, o espasmo muscular e a contratura muscular. Entre estas, a dor miofascial é considerada o distúrbio de dor muscular mais comum **Fricton JR (1985).** [54] Apresenta-se como uma doença aguda a crónica que inclui dor regional associada a áreas sensíveis denominadas pontos de gatilho, que se manifestam em bandas tensas do músculo esquelético. A dor é mais frequentemente expressa na região sobre o ponto de gatilho, mas pode ser referida a áreas afastadas dos pontos de gatilho, por exemplo, o ponto de gatilho do músculo temporal refere-se à área frontal e o ponto de gatilho do músculo masseter refere-se à orelha e/ou aos dentes posteriores. O diagnóstico pode ser efectuado através da duplicação das queixas de dor com palpação específica da zona sensível. As perturbações da dor de origem muscular são a causa mais comum de dor crónica na região da cabeça e do pescoço, afectando cerca de 50 % da população com dor crónica na cabeça e no pescoço, **segundo Fricton JR (1990).**[55] É também uma causa comum de dor na população em geral, com 20 a 50 % de pessoas com esta perturbação e cerca de 6 % com sintomas suficientemente graves para justificar tratamento **Skootsky S (1989)**[56] **,Fricton JR (1991)**[5 7].

APRESENTAÇÃO CLÍNICA

Dor, sensibilidade muscular, limitação da amplitude de movimentos, fatigabilidade, rigidez e fraqueza subjectiva são alguns dos sinais e sintomas clínicos.

Dor: Os locais mais comuns de dor são o maxilar, a face, as têmporas, o frontal ou occipital, o pré-auricular, o ouvido e o pescoço. A dor é uma dor constante e baça que varia em intensidade. Pode ser aguda ou crónica. A duração pode variar de horas a dias.

Sensibilidade muscular: A dor miofascial provoca sensibilidade muscular profunda e localizada (2-5 mm) numa banda tensa e apertada do músculo esquelético, designada por pontos de gatilho. Um ponto de gatilho que é sensível à palpação com um único dedo e cuja pressão e palpação profundas resultam em dor é designado por ponto de gatilho ativo e o que não resulta em dor contínua é designado por ponto de gatilho latente. Quando um ponto de gatilho ativo é palpado, provoca um agravamento ou um alívio da dor no local da dor. Este local, uma região específica do corpo, onde se observam os fenómenos causados pelos pontos-gatilho, é designado por zona de referência, o padrão de referência da dor no ponto-gatilho é reproduzível em todos os doentes.

Amplitude de movimentos limitada: Na dor miofascial, existe uma ligeira limitação da amplitude de movimentos que não está relacionada com a restrição articular. O doente pode apresentar outros sinais e sintomas, incluindo aumento da fatigabilidade; fraqueza subjectiva; dor com o movimento; rigidez; sintomas otológicos, incluindo tonturas, zumbidos, parestesias, incluindo dormência; diminuição da sensibilidade e formigueiro. O doente sente dor durante a função e, normalmente, evita o alongamento do músculo. Estes períodos prolongados de proteção muscular podem contribuir para uma má postura.

Condições co-mórbidas e factores contribuintes: Existem muitas condições co-mórbidas para a dor miofascial mastigatória que reflectem tanto factores etiológicos comuns como mecanismos de dor. A fibromialgia é uma doença que provoca dores musculares generalizadas. Cerca de 16 localizações dos "pontos sensíveis" associados à fibromialgia sobrepõem-se à localização dos pontos-gatilho miofasciais. Por conseguinte, é necessário diferenciar a fibromialgia da dor miofascial para tratar estas doenças de forma eficaz. A fibromialgia está associada a outros achados clínicos, como distúrbios do sono, fadiga e rigidez matinal, enquanto a dor miofascial está associada a factores contributivos localizados, como hábitos para-funcionais e factores posturais. Clinicamente, os pacientes com fibromialgia apresentam sensibilidade em áreas generalizadas do corpo, enquanto os pacientes com dor miofascial referem sensibilidade restrita a bandas tensas de pontos-gatilho musculares e ao longo do padrão de referência para esses pontos-gatilho.

Outras condições co-mórbidas que têm sido frequentemente citadas para acompanhar uma doença miógena como a dor miofascial são a deslocação do disco articular e a osteoartrite, a má oclusão e a disfunção oclusal funcional, as doenças do tecido conjuntivo, as perturbações de dor neuropática, a enxaqueca e as cefaleias de tipo tensional, as perturbações gastrointestinais e o hipotiroidismo. Os mecanismos subjacentes à coexistência destas condições mórbidas ainda não são compreendidos. Os mecanismos centrais e periféricos subjacentes podem desempenhar um papel importante. Além disso, factores comportamentais e psicossociais associados podem acompanhar a dor crónica associada a uma doença miógena como a dor miofascial. Alguns exemplos de factores comportamentais que contribuem para a dor são os hábitos parafuncionais orais, os hábitos posturais desadaptativos e a proteção muscular habitual. Alguns exemplos de factores psicológicos contributivos são a ansiedade e a depressão.

Etiologia:

- Traumatismo macroscópico direto: golpe direto na mandíbula ou abertura excessiva ou prolongada da boca
- Macro-traumatismos indirectos: lesões do tipo whiplash.
- Miosite devida a infeção e traumatismo
- Lesões profissionais e por esforço repetitivo
- Perturbações do sono e hábitos noturnos
- Hábitos parafuncionais orais, como o cerramento dos dentes,
- Os factores de stress psicossocial têm um efeito indireto

Testes de diagnóstico:

- Avaliação radiográfica da região - parece normal.
- As análises laboratoriais de amostras de sangue e de urina também são normais, a menos que o doente já tenha um diagnóstico sistémico.
- A injeção de pontos-gatilho com agentes anestésicos locais é um teste de diagnóstico útil para identificar pontos-gatilho activos.
- Os estudos de eletromiografia (EMG) parecem anormais apenas no espasmo muscular; ocasionalmente, na dor miofascial, a

eletromiografia da região localizada da dor muscular pode revelar alterações do tónus muscular.

- Os questionários sobre a dor, como o Chronic Pain Battery e o TMJ Scale, podem ajudar a identificar os factores que contribuem para a dor

TRATAMENTO:. Está disponível uma vasta gama de opções de tratamento para tratar a dor miofascial, desde exercícios de cuidados em casa e correção postural a injecções nos pontos de gatilho, spray e estimulação eléctrica nervosa transcutânea (TENS).

- Medicamentos como os antidepressivos tricíclicos e os relaxantes musculares podem ser utilizados para fins terapêuticos .

- Terapia cognitivo-comportamental (TCC) juntamente com bio-feedback

- A abordagem dos factores contribuintes é da maior importância, uma vez que influencia o resultado a longo prazo das abordagens de tratamento. Por exemplo, os doentes têm de cumprir as orientações para a correção postural, as técnicas de inversão de hábitos parafuncionais, o biofeedback e as abordagens de gestão do stress, que se integram para formar um programa de tratamento abrangente.

- As abordagens de tratamento dirigidas ao local da dor muscular, incluindo exercícios e modalidades de fisioterapia, estratégias de cuidados domiciliários, injecções nos pontos de gatilho e utilização de TENS, ajudam a tratar a componente periférica da dor miofascial.

Autocuidado:. Um programa de auto-cuidado tem como objetivo reduzir a tensão repetitiva do sistema mastigatório e promover o relaxamento e a cura dos músculos. Uma vasta gama de exercícios de movimento da mandíbula, mudança de hábitos orais e utilização suave e protetora da mandíbula. A maioria dos doentes responde bem aos autocuidados em 4-6 semanas; caso contrário, é indicada uma avaliação e tratamentos adicionais.

Em caso de episódios agudos de dor miofascial mastigatória, pode ser aconselhado o seguinte programa de auto-cuidados:

1. Fazer uma dieta suave.
2. Relaxamento do maxilar, mantendo a língua para cima, apoiada suavemente no palato, com os dentes afastados.
3. Mastigar dos dois lados ao mesmo tempo ou alternar os lados para minimizar a tensão nos músculos.
4. Evitar hábitos parafuncionais orais, como cerrar e ranger os dentes, apertar a mandíbula ou mastigar pastilhas elásticas.
5. Evitar a abertura excessiva ou prolongada da boca.
6. Evite dormir de barriga para baixo para minimizar a tensão no maxilar durante o sono.
7. Utilizar analgésicos de venda livre ou medicamentos anti-

inflamatórios não esteróides conforme necessário para as dores.

8. Aplicar calor ou gelo sobre os músculos doridos.

Exercícios de fisioterapia: As técnicas de exercício mais úteis para a reabilitação muscular incluem exercícios de alongamento muscular, posturais e de fortalecimento. Podem também ser efectuados alongamentos musculares passivos e activos. A consciencialização e o treino da postura são utilizados para combater o risco de nova lesão muscular. Além disso, os exercícios de fortalecimento influenciam o condicionamento geral do músculo, tornando-se assim um componente da estratégia de manutenção a longo prazo.

Modalidades de Fisioterapia

As modalidades de tratamento da dor miofascial incluem a estimulação térmica, os ultra-sons, a massagem e a estimulação eléctrica. A utilização de calor húmido e de sacos de gelo permite a contraestimulação e a alteração da temperatura da região localizada da dor. A estimulação mecânica com massagem e ultra-sons na área em questão melhora a circulação na região da dor. As técnicas de estimulação eléctrica, TENS e electro-acupunctura tratam a sensibilidade e a dor estimulando diretamente o ponto de gatilho. A técnica de pulverização e estiramento com a utilização de agentes como o fluorimetano ou o cloreto de etilo melhora a eficácia do estiramento muscular, juntamente com o efeito de arrefecimento dos agentes utilizados.

Injecções de pontos de gatilho

O agente anestésico local é colocado num ponto de gatilho ativo. A isto chama-se injeção de pontos de gatilho. Uma única administração do anestésico local pode melhorar os sintomas, que podem durar de algumas horas a dias ou, por vezes, alguns meses. A farmacoterapia é um complemento útil ao tratamento inicial das dores musculares. Os medicamentos mais utilizados para a dor são classificados como analgésicos não narcóticos (anti-inflamatórios não esteróides), analgésicos narcóticos, relaxantes musculares, tranquilizantes, sedativos não esteróides e antidepressivos. Os analgésicos são utilizados para tratar a dor, os relaxantes musculares e os tranquilizantes para a ansiedade, o medo e a tensão muscular; os sedativos para melhorar o sono; e os antidepressivos para a dor, a depressão e a melhoria do sono **Fields HL (1994)**. 8[5]

Controlo dos factores contribuintes

Os factores que contribuem para a dor miofascial devem ser identificados, uma vez que se trata de um passo vital na gestão da dor e melhora o prognóstico da doença

Factores comportamentais

Existem factores posturais da coluna vertebral, bem como factores posturais oromandibulares que desempenham um papel significativo na influência da dor miofascial. Os factores posturais podem ser comportamentais ou biológicos. Por exemplo, a postura mandibular, em que a mandíbula repousa numa relação oclusal protrusiva e/ou cerrada com a maxila, pode resultar num tónus muscular significativamente alterado em repouso, predispondo também a unidade mastigatória a lesões miofasciais. A alteração da postura oromandibular pode resultar de hábitos parafuncionais orais, como o bruxismo de cerrar os dentes, o roer as unhas, o morder os lábios e o morder as bochechas. A mastigação de pastilhas elásticas também pode causar stress repetitivo no músculo e aumentar a dor miofascial mastigatória.

Embora a sensibilização para estes factores comportamentais seja o primeiro passo para abordar estes factores contributivos, o sucesso a longo prazo não pode ser assegurado apenas com a técnica de reversão de hábitos e tem de ser complementado com um conjunto abrangente de abordagens de tratamento que. tensão muscular.

A dor miofascial é uma doença crónica recorrente, pelo que o tratamento só pode ser considerado um sucesso quando o doente consegue gerir a doença de forma independente no dia a dia, incorporando as várias competências e exercícios aprendidos durante o tratamento como parte do seu estilo de vida.

15. PERTURBAÇÕES DOLOROSAS MIOFASCIAIS DA TMJ

A síndroma de disfunção da dor miofascial é uma perturbação associada à dor comummente prevalecente nos músculos e a segunda razão mais comum para a dor fascial depois da dor de dentes. A dor é geralmente referida a partir de pontos de gatilho que estão localizados dentro das estruturas miofasciais ou de áreas afastadas da dor. As perturbações temporomandibulares são classificadas como :

DTM secundária a dor e disfunção miofascial

DTM secundária a uma verdadeira doença articular.

ETIOLOGIA

As causas multifactoriais da MPDS são a má oclusão, o cerramento dos maxilares, o bruxismo, o aumento da sensibilidade à dor e o stress e a ansiedade. A hiperatividade muscular e a disfunção da má oclusão associadas a estes factores etiológicos são responsáveis pela dor e sensibilidade associadas. A deslocação discal é a DTM mais comum de origem articular. Outras doenças articulares degenerativas, a artrite reumatoide, a anquilose, a neoplasia e as anomalias congénitas podem causar dor. De acordo com uma teoria psicofisiológica, o espasmo muscular é o principal fator que contribui para a síndrome de disfunção da dor miofascial. Mais do que os factores mecânicos, os factores emocionais são os principais factores etiológicos na estimulação de hábitos orais crónicos que produzem fadiga muscular **Daniel M (1969)**.

59

APRESENTAÇÃO CLÍNICA

A desordem temporomandibular afecta normalmente as mulheres. Os doentes podem apresentar dor, sensibilidade muscular, ruído de estalido na ATM e limitação do movimento da mandíbula. Por vezes, pode estar presente um desvio na abertura. A dor é geralmente periauricular e irradia para a cabeça. A dor pode ser unilateral ou bilateral. Diz-se que a dor é grave durante o aumento do stress. Podem também estar associadas a otalgia, dor no pescoço, dor no ombro e tonturas. Uma análise de 164 doentes revelou caraterísticas clínicas de sensibilidade em pontos de bandas firmes de músculo esquelético, padrões específicos de dor associados a cada ponto de gatilho, factores contributivos emocionais, posturais e comportamentais frequentes O diagnóstico diferencial pode ser cefaleia em salvas, enxaqueca, nevralgia pós-herpética, arterite das células temporais, nevralgia do trigémeo e infeção do ouvido médio. A dor miofascial é definida como dor que tem origem em pontos de gatilho miofasciais no músculo esquelético. É predominante nas síndromes regionais de dor músculo-esquelética, quer isoladamente quer em combinação com outros geradores de dor **Joanne Borg-Stein (2002).**[6] 0 Diz-se que os doentes com síndrome de disfunção da dor miofascial apresentam níveis elevados de sofrimento psicológico **Francis J. Keefe (1986).**[61]

Investigações (laboratório/radiografia) Se houver suspeita de infeção, deve ser efectuado um hemograma completo para detetar o fator reumático, a VHS, o anticorpo antinuclear e outros anticorpos específicos. A radiografia da ATM serve para correlacionar a etiologia da DTM no caso de artrite reumatoide e espondiloartropatias seronegativas, as radiografias convencionais mostram erosões, osteófitos, esclerose óssea subcondral e remodelação da fossa glenoide condilar.

TRATAMENTO

A maior parte das DTMs são auto-limitantes. Tratamentos conservadores, como práticas de autocuidado, reabilitações para aliviar os espasmos musculares. Os AINEs devem ser utilizados a curto prazo. Várias modalidades incluem a educação do doente, medicação, fisioterapia, talas, aconselhamento psicológico, técnicas de relaxamento, biofeedback, hipnoterapia, acupunctura e artrocentese. Num estudo de 127 doentes tratados para a síndrome da dor miofascial durante um período de 30 meses, apenas 6 doentes não recuperaram 90% em 3 a 4 meses e 10% dos doentes tratados apresentaram sintomas de síndrome da dor miofascial durante um período superior a 5 anos.6 Num estudo de 23 doentes com síndrome da dor miofascial disfuncional que receberam treino de biofeedback ou antidepressivos tricíclicos ou ambos, o sucesso do tratamento foi correlacionado com factores psicológicos. O relaxamento muscular utilizando o biofeedback electromiográfico foi bem sucedido no alívio da síndrome de disfunção da dor miofascial em 15 dos 23 pacientes. Outros foram ajudados por antidepressivos tricíclicos

16. PERTURBAÇÕES DOLOROSAS DA ARTICULAÇÃO TEMPOROMANDIBULAR

As desordens temporomandibulares (DTMs) são um termo coletivo que engloba uma série de problemas clínicos que envolvem a musculatura mastigatória, as articulações temporomandibulares (ATMs) e estruturas associadas ou ambas.

As doenças dolorosas da articulação temporomandibular (ATM) são específicas ou inespecíficas. As doenças inespecíficas da ATM, tal como o nome sugere, não têm uma fisiopatologia conhecida e a classificação é feita essencialmente por caraterísticas clínicas. A diferenciação entre condições artrogénicas específicas e não específicas é importante. As estratégias de tratamento dependem muito desta dicotomia. As patologias específicas caracterizam-se por uma etiologia conhecida, um substrato fisiopatológico e/ou um contexto sistémico, por exemplo, neoplasias, perturbações do crescimento, síndromes (por exemplo, Ehlers-Danlos), doença reumática (por exemplo, artrite idiopática juvenil) ou doença neurológica (por exemplo, atrofia muscular espinal). As doenças artrogénicas dolorosas inespecíficas, por outro lado, não têm um substrato conhecido ou mensurável. A sua etiologia não é bem compreendida. O principal objetivo da terapia é tratar a dor, que é normalmente a principal queixa dos doentes. Só por vezes é que os indivíduos procuram terapia para as DTM devido a bloqueio da ATM, rigidez mastigatória ou limitação da amplitude de movimento mandibular. A dor da DTM é normalmente observada nas regiões do músculo masseter, da área pré-auricular e/ou do músculo temporal anterior. A dor é geralmente sentida pelo doente como uma dor, pressão ou dor surda. Quando a dor se agrava, pode também manifestar-se como uma dor aguda. O stress, o aperto e a alimentação intensificam a dor, enquanto a aplicação de calor e a toma de analgésicos de venda livre proporcionam alívio aos doentes. **Fricton JR (2007).** [62]

Ao recolher a história de dor do paciente, o médico deve estar atento a localizações de dor invulgares, qualidades de dor, eventos que agravam e aliviam a dor e outros factores (por exemplo, febre inexplicada) sugestivos de doenças que podem imitar os sintomas de DTM (por exemplo, infeção, arterite de células gigantes, meningite, etc.).

Durante o exame, o médico também intensificará ou tentará reproduzir a dor mastigatória do paciente, de modo a excluir estruturas fora da região mastigatória como fontes de dor **Wright EF (2008).**[6 3] Recomenda-se a palpação dos músculos masseter e temporal anterior e das ATMs, de modo a intensificar ou reproduzir a dor, o que ajuda a diagnosticar se a fonte primária de dor é o músculo ou a ATM **Kraus S (2007).** [64] Recomenda-se também a palpação da tiroide, das artérias carótidas e da musculatura suboccipital e postural, de modo a determinar se causam ou contribuem para a dor; se contribuírem, pode ser indicado um encaminhamento adicional. Até um certo nível, os clínicos são capazes de identificar os factores contribuintes que parecem estar a predispor os sintomas de DTM. Recomenda-se que os factores contribuintes que são mais fáceis de alterar e que se especula terem o maior impacto nos sintomas sejam inicialmente alterados **Fricton JR (2007).** [62]

ABORDAGENS DE TRATAMENTO

Existem vários conceitos sobre terapias para as DTM. A forma mais eficaz de tratamento consiste em visar os factores contribuintes e correlacionar o tratamento com a melhoria diária da dor dos doentes **Chen CY (2007).** [65] Terapias que se têm revelado benéficas para os sintomas diurnos de DTM.

QUADRO 3 : TRATAMENTO DAS PERTURBAÇÕES TEMPOROMANDIBULARES

ORIENTATION	TREATMENT
RELAXATION/ STRESS MANAGEMENT	• Breaking daytime parafunctional and muscle-tensing habits. • Learning to relax masticatory muscles andmaintain this relaxed state throughout the day. • Learning stress management and coping skillsfor life's irritations. • Performing biofeedback to help learn to relax masticatory muscles.
ORTHODONTIC	• Wearing an occlusal orthotic during the day (asa temporary crutch until daytime habits are broken or to increase awareness of daytime habits and facilitate e breaking them).
MEDICATIVE	• Prescribing a tricyclic antidepressant that can be taken during the day [e.g., desipramine (25 mg, 1 tab in the morning and afternoon)]. • Prescribing NSAIDs and/or steroids.
PASSIVE APPROACH	• Performing physiotherapy modalities (heat, ice, ultrasound, iontophoresis, etc.). Performing jaw-stretching exercises
INDIRECT APPROACH	Performing cervical therapies

Para além disso, existem outras perturbações não relacionadas com as DTM que podem ter um impacto negativo nos sintomas de DTM do doente, como a dor no pescoço, a dor generalizada, as perturbações reumáticas, a dor nos seios nasais, o sono deficiente e a depressão. Por conseguinte, a incapacidade de obter uma melhoria destes factores diminui a probabilidade de os doentes obterem uma melhoria satisfatória dos sintomas de DTM, impedindo assim o sucesso do tratamento. O componente cervical está significativamente associado aos pacientes com DTM e agrava ainda mais os sintomas de DTM.

A cirurgia raramente é necessária para pacientes com DTM. Um estudo que acompanhou mais de 2.000 pacientes com DTM de vários consultórios descobriu que apenas 2,5% foram submetidos à cirurgia da ATM (1,4% artrocentese, 1,0% artroscopia e 0,1% procedimentos de articulação aberta). Para além das razões óbvias (por exemplo, infeção, fratura ou crescimento neoplásico), existem principalmente três doenças da ATM para as quais os pacientes são encaminhados para um cirurgião:

1. Inflamação da ATM

2. Deslocação aguda do disco da ATM sem redução (closed lock)

3. Anquilose da ATM (abertura limitada grave e indolor).

17. ÚLCERAS ORAIS E SÍNDROMA DA BOCA ARDENTE

As úlceras bucais (aftas) e a síndrome da boca ardente são comuns e podem dever-se a causas sistémicas, iatrogénicas ou ambas. A razão mais comum para as úlceras bucais é o trauma que pode surgir de dentes lascados ou fracturados e dentaduras mal ajustadas. Os doentes com aftas são geralmente saudáveis, mas as doenças sistémicas que devem ser excluídas incluem a síndrome de Behçet, a enteropatia sensível ao glúten, as deficiências hematínicas, a doença celíaca e, ocasionalmente, a imunodeficiência. Até que a razão sistémica definitiva seja estabelecida, o tratamento visa a resolução dos sintomas.

SÍNDROME DA BOCA ARDENTE

A síndrome da boca ardente (SBA) provoca dor crónica em queimadura na boca e/ou na língua. A dor causada pela SBA pode afetar a língua, as gengivas, os lábios, o interior das bochechas, o céu da boca ou áreas generalizadas de toda a boca. Por vezes, não há sinais visíveis de irritação, podendo ocorrer dor intensa nos casos em que a boca foi escaldada. Muitas vezes não é possível determinar a causa da SGB, o que torna o tratamento mais difícil, mas a SGB pode normalmente ser mantida sob controlo **Grushka M (2000).**[66] A causa desta síndrome pode dever-se ao início da menopausa ou a deficiências vitamínicas. Cerca de 5 % da população, geralmente pessoas com mais de 60 anos, são afectadas por esta doença. Ocorre com mais frequência em mulheres mais velhas, por volta da idade da menopausa. São utilizadas várias terminologias como síndroma da boca escaldada, síndroma da língua ardente, síndroma dos lábios ardentes, estomatodinia e glossodinia,

A SGB pode frequentemente apresentar caraterísticas de uma neuropatia **Bartoshuk L (1999)**[67] e pode estar relacionada com a produção de radicais livres tóxicos que são libertados em situações de stress. Antioxidantes como o ácido alfa-lipóico aumentam o glutatião intracelular e ajudam a eliminar estes radicais livres. Femiano et al. verificaram que o tratamento com ácido alfa-lipóico proporcionou um alívio sintomático em comparação com o placebo, que durou 2 meses, após o tratamento, afirmando assim que a SGB pode ser uma neuropatia **Femiano F (2004).** [68]

Para além das lesões orais, os doentes podem também apresentar febre e gânglios linfáticos inchados. Os sintomas da SGB e das úlceras bucais podem incluir **Grushka M (2002)**[69]

1. uma sensação de ardor que pode afetar a língua, os lábios, as gengivas, o palato, a garganta ou toda a boca;
2. uma sensação de formigueiro ou de dormência na boca ou na ponta da língua;

3. dor na boca que pode piorar ao longo do dia;

4. sensação de boca seca e aumento da sede;

5. dor de boca e perda de paladar; e

6. alterações do paladar, como um sabor amargo ou metálico

A dor da SGB pode apresentar vários padrões. Pode ocorrer todos os dias, com pouca dor de manhã e piorando à medida que o dia avança. Pode começar de manhã depois de se levantar e durar todo o dia. Ou a dor pode ir e vir, podendo mesmo haver alguns dias completamente sem dor. Os sintomas da SGB duram frequentemente anos, independentemente do padrão de ocorrência, podendo por vezes desaparecer por si próprios ou a sua frequência diminuir. Podem ocorrer alterações físicas na língua, sob a forma de língua geográfica, ou na boca, no caso de líquen plano, aftas ou infeção por leveduras orais.

A maioria das complicações que a BMS pode causar ou a que está associada estão principalmente relacionadas com a dor e incluem questões como: (1) dificuldade em dormir, irritabilidade, depressão, ansiedade, dificuldade em comer ou perda de peso e diminuição das actividades de socialização.

TESTE E DIAGNÓSTICO

As lesões orais de origem em úlceras aftosas podem ser facilmente identificadas por exame visual. Em determinadas circunstâncias, são efectuados testes específicos para verificar a existência de outros problemas de saúde, especialmente se as úlceras aftosas forem graves e contínuas. Uma história clínica completa e um exame facial oral são essenciais para eliminar outras causas de dor facial oral. Para além da história clínica passada, deve ser efectuada uma revisão completa dos sintomas e uma avaliação psicossocial. O exame clínico oral deve ser efectuado para examinar as úlceras orais e para encontrar a origem da dor intra-oral.

Um único teste não pode confirmar a presença de SMB ou identificar a causa da dor na boca. Tente excluir outros problemas possíveis antes de diagnosticar a SGB, o que pode ser feito através de um historial médico completo, examinando a boca, determinando a descrição dos sintomas e identificando quaisquer hábitos orais anormais e rotinas de cuidados orais.

Critérios de diagnóstico para a síndrome da boca ardente

Comité de Classificação da **Cefaleias** da Sociedade Internacional de Cefaleias **(2013)**[70]

    A. Dor oral que preenche os critérios B e C

    B. Recorrente diariamente durante >2 h por dia durante >3 meses

    C. A dor tem as duas caraterísticas seguintes:

        1. Qualidade da combustão

2. Sentido superficialmente na mucosa oral

D. A mucosa oral tem um aspeto normal e o exame clínico, incluindo os testes sensoriais, é normal
E. Não é mais bem explicado por outro diagnóstico ICHD-3

QUADRO 4: TESTES DE DIAGNÓSTICO DA(S) SÍNDROME(S) DA BOCA ARDENTE

BLOOD TESTS	Blood tests to check complete blood count, glucose level,thyroid function, nutritional factors, and immune functioning
ORAL CULTURES	Cultures from the mouth to diagnose fungal, bacterial, or viral infection
IMAGING	MRI, CT scan, or other imaging checking for other health problems
ALLERGY TESTS	Allergy testing to determine allergy to certain foods, additives, or substances in denture construction
SALIVARY MEASUREMENTS	Salivary tests can confirm whether there is reduced salivary flow
GASTRIC REFLUX TESTS	To determine the presence of gastroesophageal reflux disease (GERD)
PSYCHOLOGICAL QUESTIONNAIRE	To determine symptoms of depression, anxiety, or other mental health conditions

Úlceras orais - TRATAMENTO

Normalmente, não é necessário tratamento para as úlceras aftosas ligeiras que tendem a resolver-se espontaneamente no espaço de uma ou duas semanas. As úlceras que são persistentes, invulgarmente dolorosas ou de grandes dimensões requerem frequentemente atenção. Existem várias opções de tratamento, desde bochechos e pomadas tópicas até corticosteróides sistémicos para os casos mais graves

MOUTH RINSES	A mouth rinse containing steroid dexamethasone may reduce pain and inflammation. Oral suspension of antibiotic tetracycline may also reduce pain and healing
TOPICAL PASTES	Over the counter and prescription pastes with active ingredients, like, benzocaine (orabase), amelxanox (apthasol) and fluocinoide (LidexVanos) can relieve pain and speed healing if applied to individual lesions as soon as they appear
ORAL MEDICATIONS	Medications such as the heartburn cimetidine (Tagamet) and colochine may be helpful for moth ulcer sores. Oral steroid medications can be prescribed when several oral ulcers do not respondto other treatment(since the side effects of steroids can be serious, they are usually considered a treatment of last resort)
DEBACTEROL	This topical solution is designed to treat oral ulcers and gingival lesions by chemically cauterizing themand it reduces healing time to about a week
NUTRITIONAL SUPPLEMENTS	Nutritional supplements are needed when there is deficiency of important nutrients such as folate (folic acid), vitamin B-6, vitamin B-12, and zinc

Outras medidas a adotar são as seguintes:

1. evitar alimentos ácidos ou condimentados

2. aplicação de gelo

3. Escovagem cuidadosa e suave

Existem várias opções não medicamentosas a considerar para o tratamento e a prevenção das úlceras aftosas, incluindo suplementos nutricionais (incluindo zinco, folato e vitamina B, uma pasta de alúmen, pó de olmo-escorregadio ou alcaçuz desglicirrizado (DGL) aplicada diretamente na lesão e técnicas de redução do stress, como o ioga e a meditação.

Síndrome da boca ardente - TRATAMENTO

Atualmente, ainda não foi estabelecido um único tratamento eficaz. A identificação de qualquer causa subjacente e a avaliação dos sinais e sintomas são essenciais para tentar diagnosticar o fator causal da dor da boca ardente e tratar o mesmo, o que pode melhorar os sintomas da SBA. Podem ser tomadas outras medidas, como evitar alimentos e bebidas ácidos, tabaco e reduzir o stress.

Nos casos verdadeiramente idiopáticos, em que a etiologia não pode ser identificada, o tratamento pode tornar-se difícil.

As seguintes medidas podem proporcionar algum alívio sintomático

1. Aumentar a ingestão de líquidos pode prevenir a boca seca ;

2. Evitar o consumo de tabaco ;

3. Evitar alimentos picantes, ácidos, com canela ou hortelã

4. Tomar medidas para reduzir o stress

18. CAUSAS DENTÁRIAS DA DOR OROFACIAL

Os estados de doença dentária e oral são reconhecidos como a doença mais comum que afecta a população em geral. O medo do tratamento dentário é uma das principais razões para os doentes não receberem tratamento. A causa da dor dentária pode ser qualquer uma das seguintes

1. Dentes

2. Tecidos moles adjacentes da gengiva e da mucosa oral

3. Patologia óssea e orofacial

MECANISMOS DE DOR DA POLPA DENTÁRIA

Existem dois padrões clínicos de dor pulpar, mediados por diferentes fibras nervosas.

Primeira dor clínica - dor curta, aguda e breve devido ao aumento do fluxo de fluido dentro dos túbulos dentinários devido a qualquer estímulo térmico, químico ou mecânico.

A segunda dor clínica - uma dor lenta, surda, dolorosa e mal localizada devido a mediadores inflamatórios nas fibras nervosas e à inflamação pulpar estabelecida. Este tipo de dor requer frequentemente a extirpação (remoção) da polpa ou a extração do dente para aliviar a dor do doente, ou seja, a abordagem cartesiana= amputação' para o alívio da dor. Existem estádios progressivos de dor, desde a dor fisiológica (reversível) até à segunda dor (irreversível), que requer tratamento endodôntico ou extração dentária:

CAUSAS ESPECÍFICAS DA DOR DENTÁRIA

Cáries dentárias

As lesões cariosas podem ocorrer no esmalte, na dentina e no cemento. A desmineralização do esmalte ocorre sem dor, no entanto, quando a lesão cariosa atinge a interface esmalte-dentina, pode ocorrer dor. A cárie também pode ocorrer na superfície cementária da raiz exposta. O tratamento da cárie consiste na remoção da cárie e na colocação de uma restauração dentária. A prevenção da cárie utiliza técnicas de higiene dentária óptimas de escovagem, uso de fio dental e aplicações de flúor.

Abcesso

Os abcessos dentários podem ser abcessos periapicais ou também podem surgir no periodonto - abcessos gengivais, abcessos periodontais e abcessos pericoronários. A drenagem da infeção, os antibióticos e o tratamento dentário (extração ou endodontia) são os tratamentos eficazes.

Síndrome dos dentes estalados

Normalmente observada em doentes com bruxismo devido a forças excessivas sobre os dentes. O esmalte é uma estrutura dura e frágil e, por isso, é propenso a fissuras sob forças tão fortes. Estas fissuras, quando se estendem através do esmalte até à dentina, podem causar dor.

Sensibilidade das restaurações dentárias

A dor pode resultar de restaurações dentárias em restaurações de resina composta devido a uma proteção inadequada contra estímulos térmicos ou a um revestimento inadequado em grandes restaurações próximas da polpa. A vedação dente-restauração pode romper-se devido à fratura da restauração, resultando em= fuga' e dor a partir de um estímulo fluido como a água fria. O tratamento consiste na substituição ou utilização de materiais dentários alternativos.

Cemento ou dentina expostos

A superfície da raiz do dente pode ser exposta devido a uma escovagem incorrecta ou a forças excessivas utilizadas durante a escovagem. Isto resulta em sensibilidade dentária e pode ser tratado com restaurações, utilização de agentes dessensibilizantes e correção da técnica de escovagem dos dentes.

Contacto prematuro ("high bite")

Uma dor aguda surge devido a uma restauração dentária recente que é elevada em comparação com a oclusão normal quando se morde em conjunto. A identificação e redução deste contacto resolve a dor.

Osteíte alveolar ("alvéolo seco")

Alguns dias após a extração de um dente, devido à perda do coágulo sanguíneo no alvéolo devido a uma lavagem excessiva e vigorosa e ao consumo de tabaco, o doente sente uma dor profunda, dolorosa e irradiante, com origem no local da extração, proveniente das terminações nervosas expostas na parede do alvéolo. A aplicação tópica de medicamentos para cauterizar quimicamente as terminações nervosas expostas e analgésicos e sedativos mais potentes para a dor são geralmente eficazes

Gengivite e periodontite

A gengivite (sangramento das gengivas) é normalmente indolor, enquanto a periodontite pode, por vezes, apresentar uma dor fraca e sem intensidade. O tratamento periodontal e uma higiene oral meticulosa são normalmente suficientes para eliminar o desconforto que o doente sente

Pericoronite

Tecido infetado normalmente associado a um dente terceiro molar inferior (siso) impactado ou em erupção. Antibióticos para a infeção aguda e analgésicos

para o alívio da dor com a remoção cirúrgica do dente impactado são princípios de tratamento.

Dor pós-cirurgia endodôntica

Dor intensa e dolorosa após tratamento endodôntico (terapia de canal ou apicectomia). Embora a maioria dos pacientes melhore com o tempo (semanas), um paciente pode desenvolver inflamação neurogénica e dor neuropática.

Investigações no domínio dentário
patologia

Testes de vitalidade

Os testes de vitalidade utilizam estímulos de teste quentes, frios e eléctricos. O teste deve ser efectuado isolando e testando os dentes numa base individual e testando por comparação um número de dentes adjacentes.

Percussão

A percussão é útil para determinar a dor individual. A percussão pode ser efectuada na direção vertical, indicativa de patologia periapical, e na direção horizontal, indicativa de patologia periodontal

Palpação

A palpação do osso de suporte adjacente pode indicar um inchaço associado a um dente infetado.

Radiografias

As radiografias intra-orais são ideais para detetar cáries dentárias e lesões periapicais. Um pantógrafo ortopédico é útil para identificar patologias associadas da maxila, da mandíbula, dos seios nasais e das articulações temporomandibulares, bem como nos casos em que se verifica o envolvimento de vários dentes.

Teste da mordida

No caso de dentes fissurados, o teste de mordida é útil. A percussão num dente fissurado só é evidente quando a força está na direção que abre a fissura...

Mobilidade

Um dente móvel devido a uma infeção distingue-se claramente dos dentes saudáveis adjacentes. Se estiverem presentes vários dentes móveis, não dolorosos, o diagnóstico provável é a doença periodontal.

Transiluminação

Esta técnica é útil para visualizar fissuras nos dentes, tanto fissuras verticais como fissuras oblíquas nos cantos de restaurações e preparações de cavidades.

19 FARMACOTERAPIA

Embora a dor durante a terapia restauradora, endodôntica e cirúrgica dentária seja normalmente controlada de forma adequada com anestesia local, o controlo da dor pós-operatória requer normalmente medicamentos anti-inflamatórios e/ou analgésicos. Estes mesmos medicamentos são também utilizados para o controlo da dor e da inflamação em várias perturbações crónicas da dor orofacial (OFP) (por exemplo, osteoartrite envolvendo a articulação temporomandibular [ATM], perturbações da dor neuropática do trigémeo e doença ulcerosa oral ou mucosite). O raciocínio para a seleção de medicamentos analgésicos e anti-inflamatórios e o protocolo para a sua utilização no pós-operatório serão bastante diferentes dos utilizados no tratamento de doentes com dor crónica. A utilização de demasiada medicação em qualquer uma das situações conduzirá a efeitos secundários como gastrite, sonolência, náuseas e vómitos (dos opióides) e a utilização de pouca medicação causa sofrimento. Se a dor aguda não for adequadamente suprimida durante o período pós-operatório imediato, em alguns doentes susceptíveis, isto pode contribuir para a conversão da dor nociceptiva em dor neuropática.

Os analgésicos utilizados para o controlo da dor podem ser de ação central ou periférica

ANALGÉSICOS DE ACÇÃO CENTRAL
Tramadol:

É um analgésico não opiáceo, mas liga-se (fracamente) a um recetor opiáceo O tramadol apresenta uma combinação de inibição da recaptação da serotonina e da norepinefrina (semelhante ao que se observa nos antidepressivos tricíclicos [TCAs]) e é um agonista opiáceo μ fraco.

Assim, o tramadol pode reduzir a dor crónica ao afetar tanto as vias ascendentes como as descendentes da dor.

Piroxicam:

O piroxicam é um AINE oxicam; a sua semi-vida plasmática foi estimada em 45 horas, o que permite uma dose única diária, com o pico de concentração plasmática a ocorrer 2-4 horas após a administração oral. Foi demonstrado que o piroxicam em doses únicas de 20-40 mg produz uma analgesia aproximadamente equivalente à da aspirina 648 mg com uma duração mais longa.

Diclofenac:.

O diclofenac é um anti-inflamatório, analgésico e antipirético.

Actua inibindo a síntese de prostaglandinas. O diclofenac deve ser tomado com alimentos para reduzir as perturbações gástricas; a dose recomendada mais comum é de 100 a 200 mg por dia.

Etodolac:

O etodolac é 10 vezes mais seletivo para a COX-2 em comparação com o seu efeito na COX-1, o que provoca uma maior tolerância gástrica. A dose diária total recomendada de etodolac para a dor aguda é de até 1000 mg. Este medicamento é geralmente administrado na dose de 200 ou 400 mg a cada 6-8 horas. A experiência adversa mais frequentemente notificada, que ocorre em cerca de 1-10% dos doentes que tomam etodolac, é a dor gastrointestinal relacionada com gastrite, obstipação, diarreia, dispepsia, hemorragia grave ou perfuração.

Hidrocodona:

É um opióide de potência moderada indicado para dores moderadas a graves. A dose habitualmente prescrita de hidrocodona combinada com acetaminofeno ou ibuprofeno é de 5 ou 7,5 mg e a dose típica é de quatro vezes por dia. A hidrocodona não é utilizada como medicamento autónomo, mas é combinada com acetaminofeno ou ibuprofeno; os efeitos secundários únicos de cada combinação estão normalmente relacionados com o analgésico não opiáceo da combinação e com estes efeitos secundários.

Codeína:

A codeína é um opiáceo de menor potência utilizado sobretudo para a dor pós-operatória moderada a grave ou para perturbações de dor aguda. Os sintomas de abstinência da codeína são relativamente ligeiros quando comparados com os de outros opióides.

Morfina:

A morfina é considerada o opióide padrão e é frequentemente o fármaco de primeira escolha no tratamento da dor oncológica e não oncológica moderada a grave.

Oxicodona: A oxicodona é um opióide forte que actua nos receptores opióides μ e κ. Tem acções farmacológicas semelhantes às de outros opióides, mas com um perfil farmacológico específico e maior potência analgésica do que a morfina.

Fentanil: O fentanilo é utilizado no tratamento da dor oncológica e como medicamento paliativo sob a forma de um adesivo transdérmico (por exemplo, Duragesic®), que é especialmente útil nos doentes que não têm acesso entérico (por exemplo, por via oral) ou para os quais as náuseas e os vómitos limitam a ingestão da dose necessária de opiáceo. O fentanilo no adesivo transdérmico tem limitações e riscos substanciais e recomenda-se vivamente que seja utilizado apenas em doentes que já estejam a receber terapêutica opiácea e tenham demonstrado tolerância aos opiáceos e que necessitem de uma dose diária total equivalente ou superior a 25 µg/h.

Hidromorfona: A hidromorfona é um opióide solúvel em água que é várias vezes mais potente do que a morfina, permitindo a utilização de doses mais pequenas.

Oximorfona: Uma formulação oral em comprimidos de libertação imediata de oximorfona é aprovada para o tratamento da dor aguda moderada a grave. Este medicamento também está disponível como uma formulação de libertação prolongada.

Metadona: A metadona é uma alternativa útil à morfina, mas requer um maior controlo clínico devido às suas muitas potenciais interações medicamentosas. Por ser um analgésico opióide eficaz para a dor intensa e ter um custo relativamente baixo, é cada vez mais utilizada como opióide de primeira linha nos centros de dor crónica.

Efeitos secundários dos opiáceos

Duas questões a ter em conta relativamente aos efeitos secundários dos opiáceos são as interações medicamentosas e as variações genéticas que contribuem para os efeitos adversos. Sabe-se que todos os seguintes fármacos podem causar reacções adversas quando combinados com opiáceos: quase todos os outros analgésicos sujeitos a receita médica; medicamentos para as convulsões, como a carbamazepina; relaxantes musculares, como a ciclobenzaprina; hipnóticos, como o triazolam; alguns anestésicos (incluindo anestésicos dentários); inibidores selectivos da recaptação da serotonina; e inibidores da monoamina oxidase (MAO). Os inibidores da recaptação da serotonina - norepinefrina, como a duloxetina, e os antidepressivos tricíclicos, como a amitriptilina, também podem provocar efeitos secundários graves, incluindo coma. Os anticoagulantes, como a varfarina, também interagem com os opiáceos e alteram as taxas de metabolismo. Por último, os antibióticos, como a rifampicina, e os antivirais, como a zidovudina, podem causar efeitos secundários graves quando combinados com opiáceos. Os efeitos secundários previsíveis mais comuns associados à terapêutica com opiáceos são náuseas, sonolência e obstipação. Para além disso, os doentes com insuficiência renal e os idosos correm um risco especialmente elevado de neurotoxicidade, que se pode manifestar sob a forma de défice cognitivo, alucinações, delírio, mioclonia generalizada, hiperalgesia e alodinia. A depressão respiratória também pode ocorrer com os opiáceos, mas é geralmente mais problemática em ambientes hospitalares. Podem ocorrer náuseas com o início da medicação opióide, mas a tolerância desenvolve-se rapidamente. Os doentes podem receber antieméticos durante os primeiros 34 dias para cobrir o potencial de náuseas. A sedação e o comprometimento cognitivo também podem ocorrer com a dose inicial ou com o aumento da dose; no entanto, os pacientes geralmente desenvolvem tolerância a esse efeito. Os opiáceos diminuem a motilidade gástrica e inibem as contracções propulsivas do intestino. A obstipação induzida por opiáceos é uma causa importante de náuseas crónicas e ambas são frequentemente observadas em consumidores de opiáceos.

ANALGÉSICOS DE ACÇÃO PERIFÉRICA

Acetaminofeno: O acetaminofeno é utilizado para dores de cabeça, dores músculo-esqueléticas e quase todas as dores de doenças agudas (por exemplo, pulpite) e como analgésico pós-operatório. Este fármaco tem um início rápido e uma semi-vida curta e, por conseguinte, também tem valor num doente com cefaleias episódicas, osteoartrite temporomandibular aguda, dor devida a um distúrbio interno agudo e qualquer dor crónica que esteja a sofrer um surto agudo. O acetaminofeno tem um início de ação rápido e uma semi-vida relativamente curta. O acetaminofeno apresenta-se em comprimidos de 325, 500 e 650 mg e é comum tomar um comprimido a cada 4-6 horas; no entanto, os doentes devem ter muito cuidado para não excederem 4000 mg/dia. A maior preocupação com o uso de acetaminofeno é a toxicidade hepática. É contraindicado em qualquer doente com uma doença hepática pré-existente. Doses superiores a 4 g por dia podem causar toxicidade hepática grave e irreversível, que pode ser fatal em alguns doentes.

Aspirina: A aspirina é um ácido fraco que é bem absorvido pelo trato gastrointestinal quando tomado por via oral. A sua capacidade de dissociação favorece a absorção a partir do estômago, mas é principalmente absorvida a partir do intestino delgado devido à sua maior área de superfície. O ácido acetilsalicílico, ou aspirina, é rapidamente metabolizado em ácido salicílico pelas esterases plasmáticas e gástricas. O salicilato, uma forma ativa da aspirina, está amplamente distribuído no corpo, é metabolizado principalmente no fígado por conjugação e é excretado na urina principalmente como ácido salicilúrico. Embora a eficácia da aspirina tenha sido aceite durante várias gerações com base em mais de 100 anos de utilização clínica, só nos últimos 20 anos é que estudos controlados documentaram a sua eficácia para a dor dentária. A dose máxima recomendada é de 650 mg de 4 em 4 horas (3900 mg/dia) ou 500-1000 mg de 4 em 4 horas, até um máximo de 4000 mg/dia. Os efeitos secundários mais frequentemente relatados são angústia epigástrica, náuseas, ulceração e, menos frequentemente, vómitos. Além disso, as prostaglandinas gástricas que inibem a secreção de ácido e promovem a secreção de muco citoprotector são inibidas pela aspirina. Por este motivo, a aspirina está contra-indicada em doentes com úlceras gastrointestinais.

Diflunisal: O diflunisal é um derivado do ácido salicílico [ácido 5-(2,4-

difluorofenil) salicílico] que é mais eficaz do que a aspirina como analgésico. A dose recomendada de diflunisal para a maioria das pessoas com dores ligeiras a moderadas é de 1000 mg, seguida de uma dose de 500 mg de 12 em 12 horas. Algumas pessoas podem precisar de tomar diflunisal (Dolobid) de 8 em 8 horas para obter um alívio adequado da dor. O diflunisal tem menos efeitos adversos gastrointestinais e hematológicos do que a aspirina, mas, apesar disso, a gastrite é a principal complicação do uso prolongado.

Ibuprofeno: O ibuprofeno, um derivado do ácido propiónico, é o protótipo da classe de analgésicos AINE e foi introduzido pela primeira vez na prática clínica nos Estados Unidos em 1974. É particularmente útil em situações em que a aspirina ou o acetaminofeno não proporcionam um alívio adequado da dor ou em que a utilização de combinações contendo opiáceos resultaria provavelmente em efeitos secundários a nível do sistema nervoso central ou gastrointestinal. O ibuprofeno é amplamente utilizado no tratamento da dor orofacial aguda e crónica, mediante receita médica, em doses de 600-800 mg, e como analgésico não sujeito a receita médica, em doses de 200-400 mg até 1200 mg/dia. Tem uma atividade analgésica demonstrada numa gama de doses de 200 a 800 mg com uma duração de atividade de 4 a 6 horas **Cooper SA** (1977)[71] O ibuprofeno 400 mg produz uma analgesia semelhante a 100 mg de meclofenamato de sódio, mas com uma menor incidência de dores de estômago e diarreia. Os seguintes eventos adversos estão associados a este medicamento (e à maioria dos outros AINEs aqui listados): edema; dor de cabeça; vertigem; sonolência; tonturas; zumbido; erupção cutânea; urticária; fasceíte;

diarreia; vómitos; náuseas; dor abdominal; dispepsia; úlcera péptica; riscos de hemorragia gastrointestinal; obstipação; flatulência; anorexia; estomatite; azia; insuficiência renal aguda; síndrome nefrótica; redução da hemoglobina; nódoas negras; tempo de hemorragia prolongado; púrpura trombocitopénica; anemia; testes de função hepática anormais; porfiria; hiponatremia e dificuldades respiratórias em indivíduos sensíveis à aspirina.

Naproxeno e naproxeno sódico: O naproxeno é também um derivado do ácido propiónico, mas com uma ação mais prolongada do que o ibuprofeno. É o único AINE administrado como um enantiómero puro, o isómero S(+). Está disponível em duas formulações, sendo o sal de sódio mais rapidamente absorvido do que o naproxeno. As diferentes formulações não devem ser utilizadas concomitantemente, uma vez que ambas circulam no plasma como o anião naproxeno e a concentração plasmática aditiva resultante aumenta a possibilidade de efeitos adversos relacionados com a dose. É utilizada uma dose de carga inicial de 500-550 mg para atingir níveis terapêuticos mais rapidamente, com doses subsequentes de 250-275 mg administradas a intervalos de 6-8 horas. O naproxeno sódico de venda livre (OTC) está disponível numa formulação com 220 mg, com uma dose recomendada de 1-2 comprimidos duas vezes por dia. Ver os acontecimentos adversos relativos ao ibuprofeno. A semi-vida longa do naproxeno é uma vantagem se for conseguido um alívio eficaz da dor, mas em doentes com alívio inadequado, a semi-vida longa impede a administração de uma segunda dose durante 8-12 horas. Uma revisão de 48 estudos clínicos aleatórios duplamente cegos (25 no modelo da dor dentária) não indicou qualquer diferença global na taxa de acontecimentos adversos observados para o naproxeno sódico em comparação com o placebo, o ibuprofeno ou o acetaminofeno. Os dados sugerem que o naproxeno de venda livre é bem tolerado, mesmo quando administrado na ausência de supervisão profissional.

Cetoprofeno: O cetoprofeno está quimicamente relacionado com outros derivados do ácido propiónico com propriedades analgésicas e antipiréticas. Actua perifericamente através da inibição da síntese de prostaglandinas e leucotrienos, tal como outros AINE, mas pensa-se que também actua a nível central. O cetoprofeno é eficaz como analgésico para o alívio da dor ligeira a moderada em doses que variam entre 25 e 150 mg, com maior eficácia do que 650 mg de aspirina **Cooper SA** (1988)[72] ou codeína 90 mg.

Meclofenamato de sódio: O meclofenamato de sódio é um AINE com atividade analgésica, anti-inflamatória e antipirética. Actua simultaneamente para inibir as vias da ciclo-oxigenase e da lipoxigenase, resultando na redução da formação de prostaglandinas e leucócitos. Quando utilizado para o tratamento da osteoartrite ou da artrite reumatoide em adultos sem contra-indicações ao medicamento, é prescrito da seguinte forma 200-400 mg/dia em três a quatro doses igualmente divididas.

Celecoxib: O celecoxib é indicado para o alívio dos sinais e sintomas da osteoartrite e da artrite reumatoide. Para a osteoartrite e a artrite reumatoide, a melhor abordagem é utilizar a dose mais baixa possível de celecoxib; normalmente, a dose é de 100 mg administrada duas vezes por dia. Para inflamações e dores mais graves, como as que ocorrem na artrite reumatoide, a dose oral recomendada é de 100-200 mg duas vezes por dia. O Celecoxib, quando utilizado clinicamente, parece ter um risco reduzido de produzir perfurações gastrointestinais, úlceras e hemorragias em comparação com os AINEs tradicionais, como o ibuprofeno, o diclofenac e a indometacina. Note-se que os avisos padrão dos AINE relativos à toxicidade gastrointestinal e renal também se estendem aos inibidores selectivos da COX-2, bem como às complicações trombóticas cardiovasculares anteriormente mencionadas associadas aos medicamentos selectivos da COX-2 e agora a todos os AINE inibidores da COX

Meloxicam: O meloxicam é um AINE inibidor específico da COX-2 utilizado principalmente no tratamento da dor associada à artrite. Reduz a dor, o inchaço e a rigidez das articulações. A dose oral habitual para a osteoartrite é de 15 mg por dia, tomada por via oral, geralmente uma vez por dia, mas são aconselhadas doses mais baixas de 7,5 mg em doentes mais velhos. Doses superiores a 15 mg aumentam as probabilidades de perturbações gástricas. O meloxicam tem um início de ação lento e pode demorar até duas semanas até que todos os benefícios surtam efeito. Os efeitos secundários mais frequentes são gastrite, náuseas, sonolência e diarreia. Os efeitos secundários graves incluem nódoas negras ou hemorragias, desmaios, batimentos cardíacos rápidos ou acelerados, dores de cabeça persistentes ou graves, alterações mentais ou de humor, zumbido nos ouvidos (tinido), aumento de peso súbito ou inexplicável, inchaço das mãos ou dos pés e alterações da visão

Metilprednisolona e prednisona: Tanto a metilprednisolona como a prednisona são utilizadas para suprimir a inflamação. Os corticosteróides são utilizados quando os AINE são insuficientes e como terapêutica provisória enquanto se aguardam respostas mais definitivas sobre o cancro. Pela razão que acabamos de referir e devido à duração de ação prolongada, a terapêutica com corticosteróides deve limitar-se a intervenções episódicas. As crises de dor podem responder a um tratamento agressivo de 6 dias de metilprednisolona oral com uma redução rápida. A escolha do agente é uma opção do médico em cada situação individual. A principal indicação para este medicamento é a supressão da inflamação, mas se o doente tiver uma infeção, o corticosteroide pode suprimir os sinais inflamatórios locais da infeção, permitindo assim uma progressão perigosa da mesma. Uma vez que altera os sistemas naturais de imunossupressão, não é raro que um doente a tomar metilprednisolona desenvolva uma nova infeção (por exemplo, candidíase oral) durante o período de utilização de esteróides. Obviamente, com o aumento das doses de corticosteróides, a taxa destas infecções secundárias aumenta **Kay LW (1976)**. [73] Existem muitas outras complicações associadas à utilização prolongada de corticosteróides, como as cataratas subcapsulares posteriores e o glaucoma, com possíveis lesões dos nervos ópticos. Estes fármacos não são indicados durante a gravidez, nas mães lactantes ou nas mulheres em idade fértil.

20. MEDICAMENTOS TÓPICOS PARA A DOR

Os dois tipos mais comuns de analgésicos tópicos são os que contêm anestésicos locais (normalmente lidocaína ou benzocaína) e os que contêm analgésicos (normalmente salicilatos ou medicamentos do tipo AINE).

Estes dois tipos de medicamentos resultam geralmente em,

1. Diminuição da propagação dos sinais nociceptivos ao longo dos neurónios sensoriais através do bloqueio dos canais de sódio

2. Diminuição local da produção de mediadores inflamatórios no tecido em que são aplicados. As preparações tópicas de medicamentos são normalmente aplicadas na pele sob a forma de creme, pomada, gel, aerossóis ou adesivos, mas, no caso das condições de dor orofacial, podem também ser utilizadas por via intra-oral, sob a forma de pastilhas, pastas adesivas e elixires **Padilla M (2000)**.[74] Vantagem em relação aos sistémicos para as perturbações orofaciais que são regionais e demonstram um alívio da dor em relação aos anestésicos subcutâneos -Início rápido e baixo perfil de efeitos secundários.

As contra-indicações para a maioria dos agentes tópicos incluem pele partida ou inflamada, queimaduras, feridas abertas, dermatite atópica ou eczema (doenças de pele), doença hepática ou renal grave, história de metemoglobinemia, intolerância a qualquer um dos ingredientes ou em doentes asmáticos graves.

Medicamentos tópicos comummente utilizados para a dor neuropática orofacial

Anestésicos tópicos: Os anestésicos locais administrados por via tópica são amplamente utilizados para procedimentos cirúrgicos e injecções que induzem dor ligeira, mas também têm sido utilizados para alguns tipos de dor crónica. O objetivo é manter a dormência local, reduzir os disparos neuronais ectópicos e, assim, reduzir a sensibilização neural periférica. A Federação Europeia de Ciências Neurológicas estabeleceu algumas diretrizes recentes relativamente ao tratamento farmacológico da dor neuropática. As diretrizes avaliaram as provas publicadas existentes na base de dados Cochrane e na Medline e concluíram que existiam provas de alto nível sobre a eficácia da lidocaína tópica para o tratamento da nevralgia pós-herpética. **Stow PJ(1989)[7] 5, Attal(1999)[7] 6, Devers A(2000)[77]** Um produto oral de venda livre frequentemente utilizado que contém um anestésico local (benzocaína a 20%) é o Orobase®, que é uma pomada pegajosa que pode ser facilmente aplicada na mucosa oral e no tecido gengival. É utilizado sobretudo intra-oralmente, mas também pode ser aplicado extra-oralmente. Normalmente, isto é feito aplicando o agente no local doloroso da face e cobrindo-o depois com uma folha adesiva de plástico transparente, que mantém o anestésico na área pretendida A lidocaína tópica também é apresentada sob a forma de um penso transdérmico a 5% e está aprovada pela Food and Drug Administration (FDA) dos EUA para a dor da nevralgia pós-herpética. A lidocaína tópica também está disponível como um líquido viscoso a 5% para a mucosite oral grave. As doses máximas recomendadas são de 4,5 mg/kg, até uma dose total de 300 mg, para evitar a toxicidade da lidocaína, que se caracteriza por alterações do sistema nervoso central. A lidocaína (2,5%) combinada com prilocaína (2,5%) também se apresenta numa pasta e é designada por mistura eutéctica de anestésicos locais (EMLA). Este medicamento combinado adormece rapidamente a pele ou a mucosa oral durante um período de 2 a 3 horas. Com exceção da sensibilização alérgica e da metemoglobinemia, uma condição médica de emergência caracterizada por cianose e dispneia, as reacções tóxicas induzidas sistemicamente aos anestésicos tópicos são muito raras. O evento adverso mais freqüentemente relatado é vermelhidão leve a moderada da pele, erupção cutânea ou irritação no local da aplicação do adesivo.

Analgésicos tópicos (AINEs e salicilatos): Os analgésicos tópicos são normalmente cremes, pomadas ou géis tópicos que contêm um salicilato ou um AINE. Estes analgésicos são utilizados para reduzir o inchaço e aliviar a inflamação que pode causar dor resultante de traumatismos ou doenças como a osteoartrite e a artrite reumatoide. Normalmente, estes medicamentos não induzem uma dose sistémica suficientemente grande para provocar perturbações gastrointestinais, mas existe sempre a possibilidade de uma reação alérgica local ou mesmo sistémica. Os efeitos adversos dos AINEs tópicos podem geralmente ser divididos em reacções cutâneas e sistémicas.

Rubefacientes tópicos: Os rubefacientes causam irritação da pele, são mais frequentemente combinados com medicamentos de salicilato e acredita-se que aliviem várias dores músculo-esqueléticas. Estão disponíveis mediante receita médica e são componentes comuns dos medicamentos de venda livre. Formulações e dosagem de rubefacientes tópicos Vários produtos disponíveis no mercado (demasiados para enumerar) contêm rubefacientes isolados ou com aspirina. Reacções adversas Em geral, os agentes rubefacientes tópicos são relativamente seguros e podem ser utilizados com baixo risco durante 2 semanas para verificar se são benéficos.

Compostos vanilóides tópicos (capsaicina): A capsaicina, o ingrediente pungente ativo das pimentas, é utilizada habitualmente como medicação tópica para condições de dor neuropática da pele ou da mucosa oral As preparações tópicas que contêm capsaicina actuam reduzindo os níveis da substância química P, que está envolvida na transmissão de impulsos de dor ao cérebro. A capsaicina, um alcaloide derivado da malagueta, reduz o neurotransmissor substância P dos nervos sensoriais. Um outro possível mecanismo de ação da capsaicina na dor neuropática periférica é a degeneração das fibras nervosas epidérmicas. De particular interesse é o seu efeito nas fibras C dos neurónios aferentes primários e num local específico de reconhecimento da membrana identificado como recetor vanilóide ionotrópico, ou VR1. A ação da capsaicina neste recetor consiste em abrir o canal iónico Ca++ associado. A capsaicina estimula estes nociceptores a libertar substância P e outros neurotransmissores peptídicos, não só no local periférico de aplicação, mas também a nível central. As preparações tópicas de capsaicina a 0,025% e 0,075% estão disponíveis numa forma de venda livre para uso humano. O efeito adverso mais frequentemente encontrado com a capsaicina é a dor em queimadura no local da aplicação, particularmente na primeira semana de aplicação.

Agentes simpaticomiméticos tópicos: Os agentes simpaticomiméticos podem ser úteis em algumas formas de dor neuropática crónica em que a atividade dos nociceptores é estimulada pela libertação de norepinefrina pelas fibras simpáticas na periferia. Foi demonstrado que as fibras C lesionadas expressam receptores alfa-1- adrenérgicos nas suas membranas periféricas. A atividade simpática excitaria então as fibras C, assinalando a dor. A clonidina, um agonista alfa-2-adrenérgico, tem sido utilizada como agente tópico para a dor neuropática porque é capaz de interromper a libertação periférica de norepinefrina, diminuindo assim a estimulação das fibras C. Formulações e dosagem de clonidina tópica A clonidina para terapia local extra-oral está disponível sob a forma de adesivo transdérmico. Para uso intra-oral, é preferível que a clonidina seja transformada num creme penetrante transdérmico e dispensada numa seringa calibrada, para que a dose possa ser melhor controlada. Este medicamento pode causar tonturas, boca seca, vertigens ou obstipação e hipotensão

Agentes bloqueadores de NMDA tópicos: Uma vez que existem receptores NMDA na periferia, a cetamina tópica pode ser útil, mas são necessários estudos específicos para avaliar esta alternativa terapêutica. A cetamina também produz acções anestésicas locais, bloqueia os canais de Ca2+ sensíveis à voltagem, altera as acções colinérgicas e monoaminérgicas e interage com os mecanismos opióides; estas acções também podem contribuir para o seu perfil analgésico. Formulações e dosagem dos antagonistas tópicos dos NMDA Tal como acontece com a clonidina, a melhor forma de compor este medicamento é através de um creme penetrante transdérmico e dispensá-lo numa seringa calibrada. Embora este medicamento seja promissor para o tratamento de neuropatias, pode causar efeitos adversos como alucinações e disforia, o que exige uma dose baixa.

Recomendações finais sobre medicamentos tópicos para a dor orofacial crónica

Eficácia dos anestésicos tópicos na dor orofacial crónica

1. Existe uma quantidade moderada de dados que sugerem que a lidocaína a 5% é um bom tratamento, proporcionando efeitos benéficos na dor e na alodinia com efeitos adversos mínimos.
2. Eficácia dos analgésicos tópicos para a dor orofacial crónica. Não existem dados sobre a dor orofacial; no entanto, para outras dores músculo-esqueléticas, parece que os anti-inflamatórios não esteróides (AINE) tópicos são menos eficazes do que os AINE orais durante a primeira semana, mas não diferem dos AINE orais depois disso.
3. Eficácia dos compostos vanilóides tópicos (capsaicina) na dor orofacial crónica.

   A capsaicina tópica para a dor crónica músculo-esquelética e/ou neuropática não demonstrou ser um tratamento tópico eficaz e autónomo.

4. Eficácia dos agentes simpaticomiméticos tópicos (clonidina) na dor orofacial crónica. A clonidina tópica pode ter algum valor limitado no tratamento de alguns doentes com dor do tipo nevralgia oral que não podem tomar medicamentos anticonvulsivantes sistémicos, mas os dados são demasiado escassos para fazer quaisquer recomendações. Eficácia dos antagonistas NMDA tópicos na dor orofacial crónica. Os dados não são claros sobre se os antagonistas dos receptores NMDA podem ser úteis no tratamento da dor neurogénica orofacial intratável.

21. BIOFEEDBACK HIPNÓTICO E CONTROLO DA DOR OROFACIALHIPNOSE

Historicamente, a hipnose tem sido usada para tratar com sucesso uma vasta gama de condições, incluindo ansiedade, distúrbios alimentares, fobias, medos e comportamentos aditivos. Na medicina dentária, a hipnose é utilizada para dores orais psicogénicas, superação do medo, engasgamento, língua de fora, sucção do polegar, fluxo de saliva e hemorragia capilar, bruxismo, cooperação em procedimentos e como anestésico em vez de anestesia química devido a alergias **Gerschman J(1978)**.[78] Em 1855, o médico e cirurgião escocês James Braid cunhou o termo -hipnotismo ll e fundou essencialmente a hipnoterapia tal como a conhecemos hoje. A hipnose pode ser definida como um estado de concentração elevada ou de atenção focada que permite aceder ao extraordinário poder da mente. Contrariamente à crença popular, não há nada de estranho ou mágico na hipnose; ela ocorre naturalmente. A hipnose funciona porque a mente está dividida em duas partes: o subconsciente e o consciente. A mente subconsciente é vista como o nível instintivo e de sobrevivência da mente. Tudo e todas as memórias são armazenadas na mente subconsciente. O consciente, por outro lado, actua como recetor e processador de informação do mundo exterior. É a parte da mente que pensa, analisa e processa a linguagem.

A hipnose na prática médico-dentária

Um hipnotizador certificado é treinado para usar o estado natural da hipnose para promover uma mudança de comportamento através do uso de sugestões de uma forma muito específica. É necessária uma formação extensa para aprender a hipnose terapêutica para ser utilizada como tratamento ou terapia. O hipnotizador aprende a invocar um estado de espírito hipnótico para que o sujeito aceite novas ideias (ou seja, sugestões) sem resistência. No entanto, mais uma vez, o sujeito ou o paciente deve consentir em aceitar essas sugestões e tomar a decisão de abandonar a resistência. O tratamento da dor é apenas uma das formas em que a hipnose é útil numa prática médica/dentária

ETAPAS DA HIPNOSE

Indução: O objetivo deste passo vital na iniciação do transe é relaxar a mente e o corpo, aumentar o foco mental e a concentração, e preparar a aceitação de sugestões.

Acalmar a mente: Uma vez que é mais fácil acalmar o corpo do que acalmar a mente, o aprofundamento do estado hipnótico dá à mente a oportunidade de seguir o corpo até ao relaxamento.

Criar imagens: Isto pode ser conseguido com sugestões orientadas para os sentidos, de modo a conceber um local seguro na mente. Esta visualização guiada é especialmente eficaz para os doentes que têm medos ou fobias relacionadas com o tratamento.

Desenvolvimento de sugestões: A etapa de desenvolvimento de sugestões precisa de ser feita com uma visão clara do doente e dos objectivos desejados. É fundamental que as sugestões sejam aceitáveis, motivadoras e credíveis para a pessoa que as recebe. Todas as sugestões devem se encaixar no sistema de crenças do indivíduo e ser emocionalmente aceitáveis, a fim de produzir uma mudança de comportamento.

Terminar a sessão : A última etapa consiste em apresentar sugestões pós-hipnóticas.

Estas sugestões destinam-se a reforçar e resumir o pensamento recém-adquirido, integrando os novos comportamentos para que se tornem uma realidade no futuro.

Hipnose e tratamento da dor orofacial

Um estudo contínuo na Clínica de Dor Orofacial em Melbourne, Austrália, que faz parte do The Royal Dental Hospital of Melbourne, foi publicado no Australian Dental Journal em dezembro de 1978. O estudo investigou um total de 200 pacientes, dos quais 52 (20%) receberam tratamento de hipnose envolvendo técnicas de indução, relaxamento, sugestão e visualização **Lumdy FTet al (2000).**[79]

Os médicos autores concluíram: -É evidente, a partir dos tipos de dor tratados com sucesso, que a hipnose é capaz de reduzir ou eliminar tanto a dor= sensorial' como a dor= de sofrimento'. Os problemas de dor, desde os de origem predominantemente psicogénica até aos de origem predominantemente orgânica, podem ser tratados. As interações complexas de problemas físicos e funcionais são frequentemente observadas em muitos casos de dor orofacial crónica. A hipnose não se limita a produzir relaxamento e alívio da ansiedade, tornando assim a dor mais tolerável; ela é capaz de reduzir a própria dor, por vezes completamente, por vezes reduzindo-a a níveis aceitáveis!

Precauções na utilização da hipnose para o tratamento da dor orofacial:

Embora a hipnose seja um complemento útil para o tratamento da dor orofacial, para lidar com o componente emocional da condição, a hipnose também pode mascarar a dor. Por isso, quando se incorpora a hipnose num protocolo de tratamento, é necessário identificar um conjunto claro de objectivos e diagnosticar com precisão a origem da dor. Os atrasos no tratamento da causa podem ser graves ou ameaçadores para a vida, pelo que é necessário obter um prognóstico antes de iniciar qualquer programa de hipnose. Todos os profissionais de saúde devem também ter em conta as suas limitações quando utilizam e ensinam técnicas de hipnose. Um paciente pode solicitar assistência para um problema psicológico, mas um profissional médico sem as credenciais psicológicas adequadas nunca deve tratar tais problemas. Os pacientes devem ser encaminhados para especialistas para questões que estão fora do âmbito do médico assistente. Além disso, todo o pessoal médico deve obter um consentimento escrito dos pacientes antes de utilizar quaisquer técnicas de hipnose.

O biofeedback é uma técnica benéfica no tratamento da dor porque dá ao doente a possibilidade de controlar uma atividade subconsciente automática e de a tornar consciente através de feedback sensorial. Utilizando instrumentos que medem as respostas físicas, como o ritmo cardíaco, a perceção da dor, as ondas cerebrais, a respiração, a temperatura da pele, a atividade muscular e a atividade das glândulas sudoríparas, os doentes podem alterar as respostas individuais através de mudanças no pensamento, na respiração ou no comportamento. À medida que o doente observa as alterações comunicadas pelo instrumento, pode tentar fazer alterações subtis para controlar as respostas fisiológicas, incluindo a dor. No caso da ATM, por exemplo, o biofeedback permite ao doente alterar as actividades dos músculos orofaciais que são ineficazes e que causam dor ou desconforto.

Quando realizados por um profissional competente, a hipnose e o biofeedback são uma parte útil de um plano de tratamento abrangente. Os médicos dentistas também podem ensinar técnicas simples de auto-hipnose aos seus pacientes, que podem ser utilizadas em casa para controlar a dor ou para gerir os medos na preparação para procedimentos. À medida que os pacientes se tornam mais adeptos das técnicas de auto-hipnose, podem reduzir significativamente a dor crónica, incluindo a dor orofacial, e até libertar fobias que os impediram de procurar o tratamento médico necessário.

Gasta-se muito tempo e dinheiro a desenvolver e a fortalecer o nosso corpo, mas o treino da mente é muitas vezes negligenciado como parte integrante da obtenção de uma boa saúde. A mente é muito poderosa.

Pode afetar-nos não só mental e emocionalmente, mas também fisicamente.

22. DOR PERIODONTAL

As doenças periodontais, principalmente a gengivite e a periodontite, caracterizam-se por uma inflamação progressiva e pela destruição dos tecidos. No entanto, são invulgares na medida em que não são também acompanhadas pela dor habitualmente observada noutras condições inflamatórias. As interações entre as bactérias periodontais e as células do hospedeiro criam um ambiente único no qual os efeitos pró-algésicos dos mediadores e factores inflamatórios libertados durante a lesão dos tecidos são direta ou indiretamente inibidos. . A ausência de dor pode ser parcialmente explicada pela ausência de CGRP no gcf **Lumdy FT et al (2000)** [79]

Em comparação com outras condições caracterizadas por inflamação persistente e/ou destruição extensiva dos tecidos, a doença periodontal é invulgar, pois geralmente não tem um componente de dor evidente. Esta manifestação indolor pode contribuir para o facto de a doença periodontal grave ser a principal causa de perda de dentes em adultos. De facto, os pacientes raramente procuram cuidados, mesmo na presença de sintomas visíveis, como sangramento gengival **Shaddox & Walker** (2010)[80] . Como resultado, isso atrasa a deteção e o tratamento da condição, levando a danos progressivamente graves nos tecidos periodontais, aumentando a mobilidade dentária e, eventualmente, a perda de dentes. Por outro lado, algumas condições periodontais sintomáticas agudas, como a gengivite ulcerativa necrosante ou a periodontite apical aguda **Herrera et al (2014)**[81] , a pericoronite **Magraw et al (2015)**[82] e os estádios avançados da periodontite crónica

Cunha-Cruz et al (2007)[83], **Cunha-Cruz (2008)**[84] , são frequentemente dolorosas. Portanto, pode-se levantar a hipótese de que a ausência de sensação de dor é determinada por alterações na nocicepção periodontal que são específicas para condições periodontais indolores.

Factores dolorosos e hiperalgésicos na doença periodontal: Uma diversidade de factores que têm sido fortemente associados à dor e à hiperalgesia em tecidos não orais aumenta durante a periodontite. Estes factores têm origem tanto nas bactérias invasoras como nas células do hospedeiro que respondem à presença bacteriana.

Factores de virulência bacteriana : Sabe-se que uma variedade de bactérias é capaz de produzir infecções dolorosas nos tecidos periféricos, o que sugere que os pacientes que sofrem de uma doença periodontal polimicrobiana também devem sentir dor.

Componentes da parede bacteriana: Lipopolissacárido

Alguns dos produtos bacterianos mais potentes capazes de imunomodulação incluem os lipopolissacáridos (LPS) que se encontram nas membranas externas das bactérias Gramnegativas. Em relação à dor e à hiperalgesia, a injeção de LPS é habitualmente utilizada como procedimento experimental padrão para modelar a dor inflamatória em roedores. Também foi registada uma associação positiva com estados de dor em seres humanos **Hutchinson et al (2013)**[8] **5, Kwok et al (2012)**[8] 6. Mecanisticamente, foram propostos mecanismos diretos e indirectos de ação do LPS nos sistemas nociceptivos do hospedeiro. Foi demonstrado que a ativação do TLR4 em vários tipos de células resulta na produção de mediadores pró-inflamatórios, como as citocinas interleucina-1 β (IL-1 β) e o fator de necrose tumoral α (TNFα) **Kwok et al (2012)**[8] 6, cada um com efeitos hiperalgésicos estabelecidos.

Além disso, propôs-se que o efeito direto de concentrações mais elevadas de LPS nos neurónios do gânglio trigémeo murino (TG) fosse mediado por alguns dos membros da superfamília de canais iónicos do potencial recetor transitório (TRP). Os TRPs estão bem estabelecidos como sensores moleculares de uma série de estímulos térmicos, químicos e mecânicos. No entanto, o seu papel na transdução de sinais de endotoxinas não foi ainda tão amplamente caracterizado.

Enquanto **Diogenes** e **colegas (2011)**[87] associaram o TLR4 neuronal

(2014)[88] propuseram que os efeitos excitatórios agudos e indutores de libertação de neuropeptídeos do LPS nos nociceptores dependem de outro canal TRP, o TRPA1, independentemente da atividade do TLR4. A ligação direta entre a ativação do TRPV1 e do TRPA1 e a dor é tema de várias análises exaustivas

Ácido lipoteicóico : O ácido lipoteicóico (LTA), um componente bioativo da parede celular das bactérias Gram-positivas, é conhecido por ativar o TLR2 que, por sua vez, também causa hipersensibilidade à dor, como se observa na dor neuropática induzida por lesões nervosas ou na hipernocicepção articular induzida pelo zimosano.

Proteases bacterianas :Numerosos estudos bioquímicos estabeleceram que

P. *gingivalis, A. actinomycetemcomitans* e algumas das outras espécies bacterianas associadas à doença periodontal (por exemplo, *Prevotella* e *Treponema* spp.) produzem proteases, como as colagenases, que demonstraram contribuir para a degradação proteolítica dos tecidos periodontais. O nível de dano resultante seria normalmente esperado como doloroso noutros tecidos, como evidenciado pela osteoartrite, tanto num modelo induzido por colagenase em roedores como em pacientes humanos.

Proteínas de choque térmico bacterianas: Os homólogos bacterianos das proteínas de choque térmico humanas (HSPs) também podem desempenhar um papel nos danos aos tecidos periodontais que estão potencialmente ligados à alteração da sensibilidade à dor. Por exemplo, existe uma semelhança significativa de epítopos entre a GroEL *de P. gingivalis* e a HSP60 humana. Isto pode levar a uma reatividade cruzada, em que uma resposta imunitária à GroEL bacteriana se torna uma reação autoimune à HSP60 humana.

Dado o conceito emergente de hiperexcitabilidade neuronal dependente da autoimunidade

pode especular-se que as reacções auto-imunes destrutivas no periodonto também podem resultar em dor.

Factores do hospedeiro: Um grupo de factores de desorganização dos tecidos produzidos por células imunoreguladoras e relevantes para a doença periodontal inclui as metaloproteases da matriz (MMPs). As MMPs e a desregulação da sua atividade são também cada vez mais reconhecidas como tendo um papel nos estados de dor, especialmente na dor neuropática. Outros mediadores do hospedeiro Foi demonstrado que uma gama de outras moléculas bioactivas do hospedeiro com propriedades pró-inflamatórias, pró-algésicas ou hiperalgésicas, incluindo citocinas e quimiocinas, factores de crescimento, neuropeptídeos e mediadores lipídicos, está envolvida na doença periodontal. Potenciais contribuintes para a antinocicepção e hipoalgesia na doença periodontal indolor Várias alterações na neuroanatomia e no microambiente extracelular da região periodontal podem contribuir para a desconexão entre a inflamação em curso e as respostas à dor que se observa na periodontite.

Inervação alterada do periodonto Um requisito fundamental para uma sensibilidade à dor adequada nos tecidos periféricos é a presença de uma rede intacta de fibras nervosas nociceptivas. Estudos iniciais em animais e humanos revelaram uma rica inervação dos componentes do periodonto por aferências primárias originárias de corpos celulares neuronais nos gânglios do trigémeo (TG). Estudos subsequentes efectuados por Mengel e colaboradores ajudaram a caraterizar uma parte destas fibras nervosas como fibras A δ e C, que desempenham um papel na nocicepção. **Toda e colaboradores (2004)**[89] identificaram ainda a predominância de fibras A δ no ligamento periodontal. Embora a inervação nociceptiva funcional sugira que a sensibilidade à dor não deve estar comprometida nos tecidos periodontais em condições normais, qualquer perda de inervação que ocorra em resposta à proliferação bacteriana poderia explicar a hipossensibilidade observada na doença periodontal. Supressão da inflamação e sensibilização do nociceptor dependente da inflamação.

Hipoalgesia e analgesia dependentes de bactérias: Hipoalgesia e analgesia dependentes de bactérias Apesar da abundância de factores de virulência bacterianos com propriedades hiperalgésicas, outros tendem a causar um efeito oposto. Por exemplo, em contraste com o efeito libertador de IL-6 da Rgp através da ativação de TLR, foi demonstrado que tanto a Rgp como a gingipaína Kgp específica da lisina de *P. gingivalis* clivam diretamente a IL-6. Além disso, as bactérias envolvidas na patogénese da doença periodontal podem libertar péptidos de formilo que, em simultâneo ou em vez do efeito hiperalgésico mencionado anteriormente, são capazes de desencadear a libertação de opióides endógenos

Um mecanismo alternativo está relacionado com o ácido butírico, um ácido gordo de cadeia curta libertado pelas bactérias como produto metabólico, que já foi implicado na supressão da doença visceral. O ácido butírico é detectado nas bolsas periodontais e verificou-se que os seus níveis no GCF se correlacionam com a gravidade da doença periodontal. Também se pode especular que a hiporesponsividade aos produtos bacterianos hiperalgésicos pode ocorrer na doença periodontal devido à exposição prolongada aos periodontopatógenos. De facto, um fenómeno conhecido como tolerância à endotoxina tem sido associado a respostas do hospedeiro a bactérias periodontais, como a *P. gingivalis.*

Níveis elevados de mediadores analgésicos endógenos e/ou dos seus receptores: para além da gama de mediadores pró-inflamatórios ou pró-algésicos/hiperalgésicos do hospedeiro relevantes para a doença periodontal, foram detectados nos tecidos periodontais vários mediadores com efeitos anti-inflamatórios e anti-hiperalgésicos, cuja produção ou atividade nos receptores relevantes se encontra alterada no estado de doença. Poder-se-ia colocar a hipótese de que uma alteração no equilíbrio entre os dois tipos opostos de mediadores no tecido hospedeiro contribui para a ausência de sensação de dor na doença periodontal.

Quebra ou supressão de mediadores pró-inflamatórios/proalgésicos do hospedeiro: Outro mecanismo alternativo que pode contribuir para a hipoalgesia observada na doença periodontal envolve a quebra ou supressão da libertação de mediadores com propriedades hiperalgésicas estabelecidas. De facto, de acordo com uma potencial mudança no equilíbrio entre os níveis de mediadores pró-inflamatórios e anti-inflamatórios na doença periodontal crónica, os mediadores conhecidos por terem um papel na dor, como a IL-6 e a IL-8, foram geralmente suprimidos em doentes com periodontite. O envolvimento de mediadores pró-inflamatórios e anti-inflamatórios nos processos destrutivos que ocorrem no periodonto devido à interação entre as bactérias periodontais e o sistema imunitário do hospedeiro está a ficar cada vez mais bem caracterizado. No entanto, o conhecimento do papel destes factores na nocicepção invulgar observada na doença periodontal é ainda limitado. Por outro lado, a dor periodontal é normalmente sentida em resposta a uma inflamação localizada.

Periodontite periapical aguda: Uma condição comum acompanhada de dor excruciante, polpa necrótica e espessamento radiográfico do espaço do ligamento periodontal apical. A inflamação aguda pode estender-se aos tecidos periapicais. A dor excruciante está associada à pulpite aguda. Embora a inflamação bacteriana e a polpa necrótica sejam as principais responsáveis, também podem ser uma complicação da terapia endodôntica inicial. O doente pode também sentir que o dente afetado está mais alto do que os que estão próximos, a dor é difusa e o doente não a consegue localizar.

Alterações radiográficas: Surge tão rapidamente que a destruição óssea pode não ser evidente. No entanto, o ligamento periodontal alargado à volta do ápice pode produzir um espessamento radiolúcido.

Tratamento :terapia endodôntica

Abcesso periodontal lateral

As caraterísticas da dor são semelhantes às da periodontite periapical. A dor é contínua, de intensidade moderada a grave, está bem localizada e é exacerbada ao morder o dente afetado. Há um inchaço sensível localizado mais coronalmente do que a lesão periapical.

Tratamento: Irrigação suave e curetagem da bolsa; se não for possível drenar a bolsa e se o abcesso for flutuante, pode ser feita uma incisão vertical; se o abcesso não for necessário, pode ser feita uma trituração selectiva do dente para evitar o contacto com o dente oposto, aliviar a dor e restaurar a estabilidade do dente.

Lesões endo-perio:

A lesão periodontal profunda pode envolver o canal acessório e, por vezes, a bolsa periodontal pode atingir o ápice e causar inflamação pulpar retrógrada. A infeção pulpar pode drenar através do espaço do ligamento periodontal e dar uma aparência de destruição periodontal, denominada periodontite retrógrada. Da mesma forma, tanto a infeção pulpar como a periodontal podem coexistir no mesmo dente, denominada lesão combinada. A classificação mais convencional utilizada para a lesão endodôntica-periodôntica foi dada por **Simon et al (1972)**[90] , separando as lesões que envolvem os tecidos periodontais e pulpares nos seguintes grupos

- Lesão endodôntica primária

- Lesão endodôntica primária com envolvimento periodontal secundário

- Lesão periodontal primária

- Lesão periodontal primária com envolvimento endodôntico secundário

- Lesão combinada verdadeira

- Classificação recomendada pelo workshop mundial para a classificação das doenças periodontais (1999)

Tratamento: O tratamento é geralmente um tratamento endodôntico seguido de um tratamento periodontal

Fratura vertical da raiz

Uma fratura do dente que envolve a maior parte da raiz provoca dor ao morder. Normalmente, estes dentes são tratados com canal radicular, pelo que a dor ao morder é de origem periodontal.

Tratamento : Extração do dente fracturado.

DOR GINGIVAL:

Impactação de alimentos

A impactação alimentar é o encravamento forçado de alimentos entre dois dentes que pressiona as gengivas. O doente queixa-se de dor localizada que se desenvolve entre dois dentes quando o alimento fica preso, especialmente alimentos fibrosos. A dor está associada a uma sensação de pressão e desconforto que é incómoda e, por vezes, grave. **Sharav Y (1984).**[91]

Tretamento: A causa do mau contacto entre dois dentes é frequentemente uma lesão cariosa e a restauração do dente eliminará a dor. Em alguns casos, o contacto é apertado, podendo ocorrer impactação de alimentos, e a criação de sulcos de escape anatómicos adjacentes à ponte marginal pode eliminar a impactação de alimentos **Newell DH (2002).** 2[9]

Pericoronite

As infecções periocoronárias agudas são comuns em dentes que estão parcialmente erupcionados ou cobertos por um retalho ou opérculo de tecido gengival. A dor pode ser grave, espontânea e exacerbada pelo fecho da boca. Na maioria dos casos, a dor é agravada pela deglutição e resulta numa abertura limitada da boca.

Tratamento: O trauma pode ser eliminado através da trituração do dente oposto. Devem ser administrados antibióticos sistémicos se houver dificuldade em engolir e se o doente estiver febril.

Gengivite ulcerosa necrosante

Gengivite ulcerosa caracterizada por ulcerações, dor e necrose papilar. A dor e o desconforto são carateristicamente sentidos nas margens das 128

A dor é bastante localizada, mas quando as lesões estão disseminadas pode ser sentida em toda a boca.

Tratamento: O tratamento consiste em esfregar e irrigar suavemente as lesões ulcerativas, de preferência com clorexidina ou um agente oxidante (peróxido de hidrogénio), e em destartarizar os dentes. Recomenda-se a utilização de antibióticos sistémicos se houver febre ou mal-estar **Sharav Y (1984)**91

Dor nas mucosas:

A dor mucoal pode ser localizada ou generalizada. A dor localizada deve-se normalmente a lesões erosivas e a dor generalizada está associada a uma infeção generalizada, a factores sistémicos ou a quaisquer factores desconhecidos. A dor aguda da mucosa oral ocorre especialmente em associação com inflamação, cirurgia oral ou lesão acidental. A maioria das condições com dor aguda podem ser tratadas e, normalmente, desaparecem após a cicatrização do tecido. A dor crónica, por outro lado, persiste meses e anos após a aparente cicatrização dos tecidos, e as tentativas de aliviar a dor falham frequentemente, **Zakrzewska JM (2013)**.[9] 3 Além disso, as condições de dor crónica também parecem estar associadas a alterações estruturais e funcionais no SNC, **Sessle BJ (2011)**.[9][4]

Dor localizada na mucosa úlceras aftosas

As úlceras aftosas recorrentes são as afecções mais comuns das mucosas, podendo ser classificadas como grandes, pequenas ou herpetiformes. Os traumatismos locais, a ingestão de alimentos, o stress, a deficiência de vitaminas e as perturbações hormonais podem precipitar os ataques. Caracteriza-se por uma sensação de ardor prodormal 2-48 horas antes do aparecimento da úlcera, podendo a lesão ser bastante dolorosa e causar também linfadenopatia regional Tratamento: É principalmente sintomático, incluindo a aplicação de um emoliente protetor tópico para as formas ligeiras e a utilização de corticosteróides tópicos para reduzir o tempo de cicatrização nas formas graves.

Gengivoestomatite herpética aguda

Trata-se de uma doença auto-limitada que pode persistir durante 2 semanas, causando um desconforto bucal significativo, febre, linfadenopatia e dificuldade em comer e beber.
Tratamento: O alívio sintomático pode ser conseguido através da utilização de um enxaguamento bucal anestésico antes de uma dieta branda e suave. A higiene oral pode ser mantida através do enxaguamento com uma solução suave de bicarbonato de sódio ou soro fisiológico ou uma solução não alcoólica como a clorexidina.

Os agentes antivirais, como o aciclovir e o famiciclovir, devem fazer parte do tratamento inicial.

DOR DURANTE O TRATAMENTO PERIODONTAL NÃO CIRÚRGICO:

A destartarização e o alisamento radicular são um dos procedimentos mais frequentemente realizados numa clínica dentária. A maioria dos pacientes considera o procedimento incómodo e alguns sentem dor. Compreender os factores que se relacionam com a experiência de dor durante o procedimento é importante para o tratamento das doenças periodontais. A destartarização está associada a desconforto, se não a dor; a destartarização subgengival e o alisamento radicular parecem ser mais dolorosos do que a destartarização supragengival. São utilizados muitos métodos para reduzir a dor associada, incluindo a utilização de anestésicos e técnicas de relaxamento. Num estudo realizado por van Steenberghe, a SRP foi considerada uma forma de tratamento dolorosa ou, pelo menos, desconfortável, com 8 a 9% a referir dor intensa e 10% a 21% a referir dor moderada, especialmente durante uma consulta primária. Num estudo sobre a experiência de dor durante diferentes procedimentos periodontais, verificou-se uma elevada correlação entre a dor sentida na profundidade de sondagem primária anterior e a perceção da dor na raspagem atual. A idade, o sexo, a gravidade da periodontite e a presença de cálculo supragengival não foram correlacionados com a dor.

Dor pós-operatória após cirurgia periodontal

Pode ocorrer dor após uma cirurgia periodontal que envolva a abertura de um retalho, enxertos gengivais ou procedimentos de gengivectomia/frenectomia. A dor pós-operatória sentida nos primeiros 3 dias após a cirurgia é considerada normal e deve diminuir progressivamente ao longo da fase de cicatrização.

A dor pós-operatória pode ser o resultado de procedimentos cirúrgicos extensos e demorados; manuseamento deficiente dos tecidos (incluindo incisão com um instrumento sem corte, traumatismo dos tecidos e anestesia local deficiente); controlo deficiente das infecções (que aumenta o risco de infeção pós-operatória); ou conhecimento deficiente da anatomia cirúrgica (que aumenta o risco de complicações, como lesões nervosas e edema).

Se a dor se intensificar após uma diminuição inicial ou após mais de 3 dias de pós-operatório, ou se a dor tiver sido consistentemente insuportável e incontrolável 3 dias após a cirurgia, o diagnóstico determina o curso de ação.

Hipersensibilidade dentária: Assegure ao paciente que se trata de um efeito secundário comum relacionado com a natureza da cirurgia periodontal, especialmente a cirurgia de redução de bolsas.Encoraje o paciente a utilizar um agente dessensibilizante, como uma pasta de dentes que contenha nitrato de potássio (por exemplo, Sensodyne®)

ou arginina e carbonato de cálcio (por exemplo, Colgate® Sensitive Pro-Relief™), Considere a aplicação de um verniz fluoretado ou de um selante de túbulos dentinários (por exemplo, Super Seal®) para ajudar a reduzir os sintomas, se a hipersensibilidade dentinária não desaparecer ao fim de 1-2 meses.

Infeção: Prescrever antibióticos (por ex.: amoxicilina 500 mg: 2 comprimidos de imediato, depois 1 comprimido t.i.d. durante 7 dias), Se o doente for alérgico a penicilinas, prescrever: Azitromicina 250 mg: 2 comprimidos de uma só vez, depois 1 comprimido de cada vez durante 4 dias; ou Clindamicina 150 mg: 2 comprimidos de uma só vez, depois 1 comprimido de cada vez durante 7 dias; ou Doxiciclina 150 mg: 2 comprimidos de uma só vez, depois 1 comprimido de cada vez durante 4 dias; ou durante 4 dias; ou Clindamicina 150 mg: 2 comprimidos comprimidos, e depois 1 comprimido, de vez em quando, durante 7 dias; ou Doxiciclina 100 mg: 2 comprimidos, e depois 1 comprimido, de vez em quando, durante 7 dias.Prescreva um enxaguamento com gluconato de clorexidina a 0,12% (por ex, Para infecções graves com inchaço flutuante, pode ser indicada a incisão e drenagem com irrigação salina estéril com analgésicos mais fortes, incluindo narcóticos em combinação com não narcóticos. Acompanhamento telefónico após 2-3 dias. Se não se registarem melhorias, considerar a possibilidade de prescrever um antibiótico alternativo. Em todos os casos, reavaliar o doente após 1 semana

Cicatrização retardada: Consultar imediatamente um cirurgião oral e maxilofacial se a complicação estiver associada à ingestão de bifosfonatos ou à radioterapia, se a causa for desconhecida ou se não houver melhoria 1-2 semanas após o primeiro controlo pós-operatório. Juntamente com o médico do doente, identificar potenciais factores de risco sistémicos ou médicos. Se o doente for fumador, recordar-lhe que não deve fumar, pois pode provocar mais atrasos na cicatrização. Assegurar que a glicémia do doente está controlada. Prescrever antibióticos e enxaguamento com gluconato de clorexidina a 0,12% para reduzir os riscos de infeção, especialmente quando o osso alveolar está exposto. Cobrir o osso com um retalho posicionado coronalmente e/ou perfurações intracorticais com uma broca redonda de ¼ e irrigação, para aumentar as hipóteses de formação de um coágulo sanguíneo sobre o osso exposto, estimulando assim a epitelização da ferida. Prescrever analgésicos mais fortes, incluindo narcóticos em combinação com não narcóticos, se necessário. Reavaliar o doente após 1 semana.

Úlceras traumáticas ou aftosasZHerpes recorrente/Herpes Zoster: Perguntar ao doente se já teve úlceras após procedimentos dentários. Nesta altura, apenas são necessários tratamentos paliativos. A utilização de anestésicos tópicos (por ex., Orajel®) ou de um elixir bucal analgésico (difenidramina [por ex., Benadryl®] 12,5 mg/5 ml misturados com caopectato), 3-4 vezes por dia até os sintomas desaparecerem

Utilização de bochechos com cloridrato de benzidamina a 0,15% (por exemplo, Tantum®) durante 2 minutos, 3-4 vezes por dia, durante 1-2 semanas ou até os sintomas desaparecerem. Se se suspeitar de herpes recorrente ou de herpes zoster, prescrever aciclovir tópico em creme, se for nas 48 horas seguintes ao início dos sintomas (aciclovir a 5%: aplicar uma fina película sobre as úlceras 5 vezes por dia durante 4 dias). Reavaliar o doente 1-2 semanas mais tarde.

Pulpite: Aconselhar o doente sobre a possibilidade de a cirurgia ter precipitado a patologia. A patologia também pode ter estado presente de forma assintomática antes da cirurgia. Pulpite reversível: Eliminar a cárie ou extrair o dente, se a causa for uma fratura radicular complicada. Pulpite irreversível: Proceder à terapia endodôntica ou à extração do dente, se houver uma fratura radicular complicada.

Suspeita de lesão nervosa: Determinar qual a estrutura sensorial envolvida. É importante documentar com precisão a área e o tipo de sensação sentida pelo doente (anestesia, disestesia, parestesia) utilizando testes específicos. Prescrever prednisona (50 mg q.d. durante 7 dias) assim que houver suspeita de lesão nervosa e reavaliar o doente 1 semana mais tarde e, posteriormente, uma vez por mês. Consultar um cirurgião oral e maxilofacial se não for possível prescrever prednisona ou se os sintomas não melhorarem.

Trauma de oclusão: Ajustar a oclusão nos dentes envolvidos na área cirúrgica que potencialmente se deslocaram devido à inflamação local, apenas se a dor intensa persistir durante mais de 3 dias. Reavaliar o doente 1-2 semanas mais tarde para verificar novamente a oclusão, uma vez que a oclusão pode voltar ao normal espontaneamente após a resolução da inflamação.

Lesão da ATM ou Trismo: Aplicar uma compressa de água morna nos músculos mastigatórios e na ATM. Aconselhar o paciente a evitar alimentos duros e movimentos de grande amplitude.

Prescrever AINEs durante as semanas seguintes até à reavaliação 2 semanas mais tarde. Consultar um especialista em medicina oral ou um cirurgião oral e maxilofacial se a situação não melhorar.

Fonte de dor não identificada: Eliminar potenciais factores de risco que possam agravar a situação. Considerar a prescrição de uma dose ou tipo de analgésicos mais fortes. Reforçar as instruções de cuidados pós-operatórios. Deve ser agendada uma consulta pós-operatória uma semana mais tarde para avaliar a cicatrização dos tecidos e determinar se o doente tinha simplesmente um limiar reduzido para a dor pós-operatória relacionado com ansiedade e/ou genética.

Tratamento alternativo: Se a dor persistir após o tratamento e/ou a origem da dor não for identificada, encaminhar o doente para um patologista oral, especialista em medicina oral ou cirurgião oral e maxilofacial para excluir lesões ou perturbações dos nervos periféricos ou outras patologias, como cancro e perturbações crónicas da ATM.

REFERÊNCIAS

1. Wall P. D., McMahon, S. B. & Koltzenburg, M.Wall and Melzack's textbook of pain. 6th edition Philadelphia: Elsevier/Churchill Livingstone 2007:1.

2. Kasper D. L. & Harrison T. R. Harrison's principles of internal medicine.19th edition New York: McGraw-Hill, Medical Pub. Division.2005:87.

3. Hall J. E.& Guyton A. C. Guyton and Hall textbook of medical physiology. 13th edition Philadelphia, PA: Saunders Elsevier 2011: 621.

4. McCaffery M. Nursing practice theories related to cognition, bodily pain and man- environmental interactions,1968 Los Angeles, CA: UCLA Students Store:232-41.

5. Colledge N. R., Walker B. R., Ralston, S., & Davidson, S. Davidson's principles and practice of medicine.2010 Edinburgh: Churchill LivingstoneZElsevier :282.

6. Gupta R, Mohan V, Mahay P, Yadav PK Dor Orofacial: Uma Revisão. Dentistry 2016; 6: 367.

7. Kern A. Olson.HISTÓRIA DA DOR - Uma breve visão geral de 18th e 19th centuries.Practical pain management: 2013;13(6): 1-2.

8. Damásio A. O erro de Descartes: Emotion, Reason, and the Human Brain. Putnam; 1994 Nova Iorque, NY: 112-15.

9. Rey R. A história da dor. La Decouverte; Paris, França: 1993: 132-51.

10. Jensen TS, Finnerup NB. Uma breve história da dor. Lancet Neurol2014;13:872.

11. Woolf CJ. Evidência de um componente central da hipersensibilidade à dor

pós-lesão. Nature. 1983;206: 686-88.

12. Pau AK, Croucher R, Marcenes W. Prevalence estimates and associated factors for dental pain a review. Oral Health Prev Dent. 2003;1(3):209-20.

13. Bastos JL, Gigante DP, Peres KG, et al. Determinantes sociais da odontalgia em estudos epidemiológicos: revisão teórica e proposta de modelo conceitual. CienSaude Colet. 2007;12(6):1611 - 21.

14. Slade GD. Epidemiology of dental pain and dental caries among children and adolescents.Community Dent Health. 2001;18(4):219-27.

15. Cohen LA, Bonito AJ, Akin DR, Manski RJ, et al. Toothache pain: a comparison of visits to physicians, emergency departments and dentists. J Am Dent Assoc. 2008;139(9):1205-16.

16. Honkala E, Honkala S, Rimpela A, et al. A tendência e os factores de risco da perceção da dor de dentes entre os adolescentes finlandeses de 1977 a 1997. J Dent Res. 2001;80(9):1823-27.

17. Fernandes MJ, Ogden GR, Pitts NB, et al. Incidência de sintomas em terceiros molares inferiores impactados previamente livres de sintomas avaliados na prática dentária geral. Br Dent J. 2009;207(5): 218-19.

18. Koopman JS, Dieleman JP, Huygen FJ, et al. Incidência da dor facial na população em geral. Pain. 2009;147(1-3):122-27.

19. Homewood CI. Síndrome do dente rachado - incidência, achados clínicos e tratamento. Aust Dent J. 1998;43(4):217-22.

20. Katusic S, Williams DB, Beard CM, et al. Incidência e caraterísticas clínicas de

nevralgia do glossofaríngeo, Rochester, Minnesota, 1945-1984.
Neuroepidemiologia. 1991;10(5-6):266-75.

21. Bowsher D. The lifetime occurrence of Herpes zoster and prevalence of postherpetic neuralgia: a retrospective survey in an elderly population. Eur J Pain. 1999;3(4):335-42.

22. Suzuki N, Mashu S, Toyoda M, et al. Sensação de ardor oral: prevalência e diferenças de género numa população japonesa. Pain Pract. 2010;10(4):306-11.

23. Woda A, Pionchon P. Um conceito unificado de dor orofacial idiopática: caraterísticas fisiopatológicas. J Orofac Pain. 2000;14(3):196-212.

24. Abetz LM, Savage NW. Síndrome da boca ardente e distúrbios psicológicos. Aust Dent J.2009;54(2):84-93.

25. Yoon MS, Mueller D, Hansen N, et al. Prevalência de dor facial na enxaqueca: um estudo de base populacional. Cephalalgia. 2010;30(1):92-96.

26. Merskey H, Bogduk N, editores. Classification of chronic pain: descriptions of chronic pain syndromes and definitions of pain terms (Classificação da dor crónica: descrições de síndromes de dor crónica e definições de termos de dor). 2ª ed. Seattle, WA: IASP Press; 1994:10-11.

27. Portenoy R. Mecanismos da dor clínica. Observações e especulações. NeurolClinNorth Am. 1989;7:205-30.

28. Okeson, J. P., & Bell, W. E. Bell's orofacial pains: O tratamento clínico da dor orofacial. Chicago: Quintessence Pub. Co.2005 :13-45, 129-39.

29. Sembulingam K e Sembulingam P. Essentials of medical physiology.5th ed.

Jaypee Brothers Medical Limited 2010:766 -43.

30. Sarah Bourne, André G. Machado, Sean J. Nagel, Anatomia básica e fisiologia da via da dor 2014:629-37.

31. Tenenbaum HC, Mock D, Gordon AS, Goldberg MB, Grossi ML, Locker D, Davis KD. Sensory and affective components of orofacial pain: is it all in your brain Crit Rev Oral Biol Med. 2001;12(6):455-68.

32. Ness TJ, Gebhart GF. Visceral pain: a review of experimental studies. Pain. 1990;41(2):167-34.

33. Jessel TM. Substância P, em neurónios sensoriais nociceptivos. Ciba Found Symp. 1982;91:225-48.

34. Matsumoto H. Efeitos da inflamação pulpar nas actividades das fibras aferentes mecanorreceptoras periodontais. Kokubyo Gakkai Zasshi. 2010;77(2):115-20.

35. Mathews B, Sessle BJ. Mecanismos periféricos da dor orofacial. In: Sessle BK, Lavigne GL, Lund JP, et al., editores. Orofacial pain. 2ª ed., Chicago. Chicago: Quintessence; 2008:27-43.

36. Meyer RA, Ringkamp M, Campbell JN, et al. Mecanismos periféricos de nocicepção cutânea. In: McMahon SB, Koltzenburg M, editores. Wall and Melzacks textbook of pain. 5a ed. Amsterdam: Elsevier; 2006: 3-34.

37. Tenebaum HC, Mock D, Gordon AS, Goldberg MB, Grossi ML, Locker D, Davis KD. Sensory and affective components of orofacial pain: is it all in your brain? Crit Rev Oral Biol Med. 2001;12(6):455-68.

38. Woolf CJ. Uma visão geral dos mecanismos de hiperalgesia. PulmPharmacol. 1995;8(4-5):161-67.

39. Joanna M. Zakrzewska. Orofacial pain 2009; Oxford university press:12-22.

40. Montogomery MT. Dor facial extra-oral: Emerg med clin north am 2000; 18(3) 577600.

41. Subcomité de Classificação das Cefaleias da Sociedade Internacional de Cefaleias. A classificação internacional das cefaleias: 2ª edição. Cefalalgia. 2004;24 Suppl 1:9-160.

42. Aggarwal VR, McBeth J, Lunt M, Zakrzewska JM, Macfarlane GJ. Desenvolvimento e validação de critérios de classificação da dor orofacial idiopática para utilização em estudos de base populacional. J Orofac Pain. 2007;21(3):203-15.

43. Sardella A, Demarosi F, Barbieri C, Lodi G. Uma visão actualizada da dor facial idiopática persistente. Minerva Stomatol. 2009;58(6):289-99.

44. Baad-Hansen L, Abrahamsen R, Zachariae R, List T, Svensson P. Somatosensory sensitivity in patients with persistent idiopathic orofacial pain is associated with pain relief from hypnosis and relaxation. Clin J Pain. 2013a;29(6):518-26.

45. Comité de Classificação da Sociedade Internacional de Cefaleias. A classificação internacional dos distúrbios de cefaleias 3ª edição (versão beta). Cefalalgia Inter J Headache. 2013b;33(9):774-82.

46. Melis M, Lobo SL, Ceneviz C, Zawawi K, Al-Badawi E, Maloney G, et al. Odontalgia atípica: uma revisão da literatura. Headache. 2003;43(10):1060-74.

47. Woda A, Pionchon P. Um conceito unificado de dor orofacial idiopática: caraterísticas clínicas. J Orofac Pain. 1999;13(3):172-84.

48. Durham J, Exley C, John MT, Nixdorf DR. Dor dentoalveolar persistente: a experiência do paciente. J Orofac Pain. 2013;27(1):6-13.

49. Pigg M, Svensson P, Drangsholt M, List T. Acompanhamento de sete anos de pacientes diagnosticados com odontalgia atípica: um estudo prospetivo. J Orofac Pain. 2013;27(2):151-64.

50. Alonso AA, Nixdorf DR. Série de casos de quatro tipos diferentes de cefaléia que se apresentam como dor de dente. J Endod. 2006;32(11):1110-13.

51. Nurmikko TJ, Jensen TS: Trigeminal neuralgia and other facial neuralgias; in Olesen J, GoadsbyPJ, Ramadan NM, Tfelt-Hansen P, Welch KMA (eds): The Headaches. Philadelphia, Lippincott Williams & Wilkins, 2006, pp 1053-62.

52. Rushton JG, Stevens JC, Miller RH: Neuralgia do glossofaríngeo (vagoglossofaríngeo): um estudo de 217 casos. Arch Neurol 1981;38:201-05.

53. Wallace MS: Diagnóstico e tratamento da dor neuropática. Curr Opin Anaesthesiol 2005;18:548-54.

54. Fricton JR, Kroening R, Haley D, Siegert R. Síndrome de dor miofascial da cabeça e pescoço: uma revisão das caraterísticas clínicas de 164 pacientes. Oral Surg Oral Med Oral Pathol. 1985;60:615.

55. Fricton JR. Síndrome da dor miofascial: caraterísticas e epidemiologia. Em: Fricton JR, Awad EA, editores. Myofascial pain and fibromyalgia (Dor miofascial e fibromialgia). New York: Raven Press; 1990: 242-87.

56. Skootsky S, Jaeger B, Oye RK. Prevalência da dor miofascial na prática da medicina interna geral. West J Med. 1989;151:57.

57. Fricton JR. Avanços recentes em distúrbios temporomandibulares e dor

orofacial. J Am Dent Assoc. 1991;122:24.

58. Fields HL, Liebeskind JC, editores. Pharmacological approaches to the treatment of chronic pain: new concepts and critical issues. Seattle, WA: IASP Press; 1994 :82- 87.

59. Daniel M Laskin. Etiologia da síndrome de paindysfunction. The Journal of the American Dental Association, 1969 79(1); 147-53.

60. Joanne Borg-Stein, David G Simons. Revisão- Dor miofascial Archives of Physical Medicine and Rehabilitation,2002 83:suplemento 1; 40-47 .

61. Francis J. Keefe, Edward Dolan. Pain behavior and pain coping strategies in low back pain and myofascial pain dysfunction syndrome, 1986 24(1); 49-56 .

62. Fricton J. Distúrbios temporomandibulares miogénicos: Considerações sobre o diagnóstico e a gestão. Dent Clin North Am. 2007;51:61-83.

63. Wright EF. Pulpalgia que contribui para dor semelhante a desordem temporomandibular: Uma revisão da literatura e relato de caso. J Am Dent Assoc. 2008;139:436-40.

64. Kraus S. Distúrbios temporomandibulares, dor de cabeça e orofacial: Considerações sobre a coluna cervical. Dent Clin North Am. 2007;51:161-93.

65. Chen CY, Palla S, Erni S, Sieber M, Gallo LM. Nonfunctional tooth contact in healthy controls and patients with myogenous facial pain. J Orofac Pain. 2007;21:185-93.

66. Grushka M, Kawalec J, Epstein J. Síndrome da boca ardente: conceitos em evolução. Oral MaxillofacSurgClin North Am. 2000;12:287-95.

67. Bartoshuk L, Grushka M, Duffy V, et al. Síndrome da boca ardente: danos no

CN VII e fantasmas de dor no CN V. Chem Senses. 1999;24:609.

68. Femiano F, Gombos F, Scully C. Síndrome da boca ardente: ensaio aberto de psicoterapia isolada, medicação com ácido alfa-lipóico (ácido tióctico) e terapia combinada. Med Oral. 2004; 9(1):8-13.

69. Grushka M, Epstein JB, Gorsky M. Síndrome da boca ardente. Am Fam Physician 2002;65(4):615-20.

70. Comité de Classificação da Sociedade Internacional de Cefaleias. A classificação internacional dos distúrbios de cefaleias 3ª edição (versão beta). Cefalalgia Inter J Headache. 2013b;33(9):774-82.

71. Cooper SA, Needle SE, Kruger GO. Comparative analgesic potency of aspirin and ibuprofen. J Oral Surg. 1977 Nov; 35(11):898-903.

72. Cooper SA. Ketoprofen in oral surgery pain: a review. J ClinPharmacol. 1988 Dec;28(12 Suppl):40-46.

73. Kay LW. Corticosteróides em doenças da mucosa oral. Int Dent J. 1976 Dec;26(4):405-10.

74. Padilla M, Clark GT, Merrill RL. Medicamentos tópicos para dor neuropática orofacial: uma revisão. J Am Dent Assoc. 2000; 131(2):184-95.

75. Stow PJ, Glynn CJ, Minor B. EMLA creme no tratamento da nevralgia pós-herpética. Eficácia e perfil farmacocinético. Pain. 1989;39:301-05.

76. Attal N, Brasseur L, Chauvin M, Bouhassira D. Efeitos de aplicações únicas e repetidas de um creme de mistura eutéctica de anestésicos locais (EMLAR) na dor espontânea e evocada na nevralgia pós-herpética. Pain. 1999;81:203-09.

77. Devers A, Galer BS. O adesivo tópico de lidocaína alivia uma variedade de

condições de dor neuropática: um estudo aberto. Clin J Pain. 2000;16:205-08.

78. Gerschman J, Graham Burrows G, Reade P. Hypnotherapy in the treatment of orofacial pain (Hipnoterapia no tratamento da dor orofacial). Aust Dent J. 1978;43(6):492-6.1984;22(5):487-92

79. Lumdy FT, Salmon AL, Lamey PJ et al metabolismo mediado pela carboxipeptidase do péptido relacionado com o gene da calcitonina no fluido crevicular gengival humano - Um papel na inflamação periodontal? J Clin Priodontol 2000; 27(7): 499-05.

80. Shaddox LM e Walker CB . Tratamento da periodontite crónica: estado atual, desafios e direcções futuras. Clin Cosmet Investig Dent 2010; 2: 79-91.

81. Herrera D, Alonso B, de Arriba L et al . Lesões periodontais agudas. Periodontol 2000 2014; 65: 149-77.

82. Magraw CB, Golden B, Phillips C et al . A dor da pericoronite afecta a qualidade de vida. J Oral MaxillofacSurg 2015;73: 7-12.

83. Cunha-Cruz J. A dor e o desconforto são os principais sintomas que afectam a qualidade de vida na doença periodontal. J Evid Base Dent Pract 2008;8: 101-02.

84. Cunha-Cruz J, Hujoel PP e Kressin NR . Qualidade de vida relacionada com a saúde oral dos pacientes periodontais. J Periodontal Res 2007; 42: 169-76.

85. Hutchinson MR, Buijs M, Tuke J et al . A endotoxina em baixa dose potencia a dor induzida pela capsaicina no homem: evidência de uma ligação neuroimune da dor. Brain BehavImmun 2013;30: 3-11.

86. Kwok YH, Hutchinson MR, Gentgall MG, Rolan PE Increased

Capacidade de resposta das células mononucleares do sangue periférico à estimulação in vitro dos ligandos TLR 2, 4 e 7 em doentes com dor crónica. PLoS ONE 2012;7(8): e44232. doi:10.1371/journal.pone.0044232.

87. Diógenes A, Ferraz CC, Akopian AN, Henry MA e Hargreaves KM . O LPS sensibiliza o TRPV1 através da ativação do TLR4 nos neurónios sensoriais do trigémeo. J Dent Res 2011;90: 759-64.

88. Meseguer V, Alpizar YA, Luis E et al . Os canais TRPA1 medeiam a inflamação neurogénica aguda e a dor produzida por endotoxinas bacterianas. Nat Commun 2014; 5: 312-15.

89. Toda K, Zeredo JL, Fujiyama R et al . Caraterísticas dos nociceptores no periodonto - um estudo in vitro em ratos. Brain Res Bull 2004; 62: 345-49.

90. Simon JH, Glick DH, Frank AL. A relação das lesões endodônticas-periodônticas. J Periodontol 1972;43:202-8.

91. Sharav Y,Leviner E,Tzukert A et al.The spatial distribution, intensity and unpleasantness of acute dental pain.Pain 1984 20(4):363-70.

92. Newell DH,John V, Kim SJA técnica de ajuste oclusal para impactação de alimentos na presença de contactos proximais apertados Oper Dent 2002;27(1):95-100.

93. Zakrzewska JM. Multi-dimensionalidade da dor crónica da cavidade oral e da face. J Headache Pain. 2013; 14: 37.

94. Sessle BJ. Mecanismos periféricos e centrais da dor inflamatória orofacial. Int Rev Neurobiol. 2011; 97: 179 - 206.

95. Grinde B. Herpesvírus: latência e reativação - estratégias virais e resposta do

hospedeiro. J Oral Microbiol. 2013; 5. doi: 10.3402/jom.v5i0.22766.

Referências de livros

1. Bells Orofacial Pains O tratamento clínico da dor orofacial sexta edição

    por Jeffery P. Okenson

2. Dor orofacial da ciência básica à gestão clínica segunda edição por

    BarryJ Sessle

3. O Puzzle da dor orofacial por JC Turp

4. Biomarcadores da dor orofacial por Jean-Paul Goulet - Ana Miriam Velly

5. Dor orofacial por Joanna M Zakrzewaska

6. Distúrbios Orofaciais por João N

7. Dor orofacial por Nalini V

8. Orofacial Pain a guide to medications and management (Dor orofacial: um
guia para medicamentos e tratamento) por Glenn T e

    Raymond D

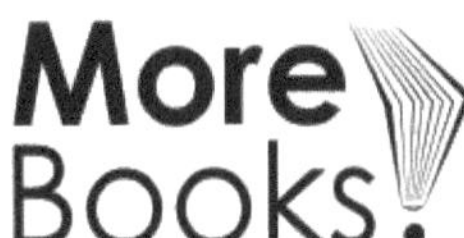

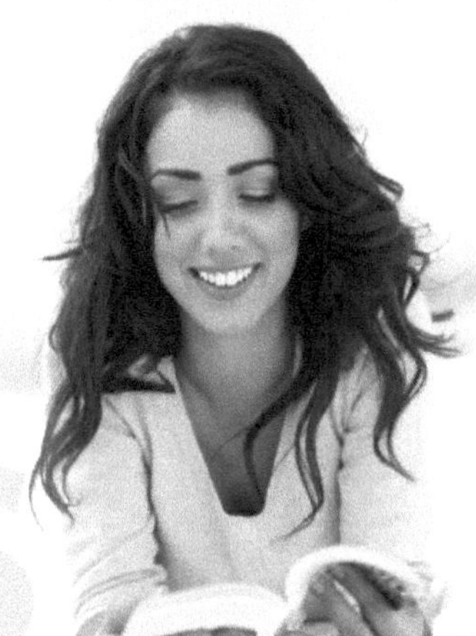

I want morebooks!

Buy your books fast and straightforward online - at one of world's fastest growing online book stores! Environmentally sound due to Print-on-Demand technologies.

Buy your books online at
www.morebooks.shop

Compre os seus livros mais rápido e diretamente na internet, em uma das livrarias on-line com o maior crescimento no mundo! Produção que protege o meio ambiente através das tecnologias de impressão sob demanda.

Compre os seus livros on-line em
www.morebooks.shop

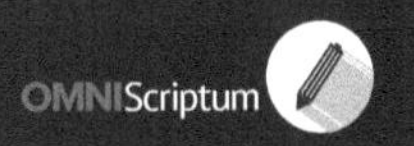

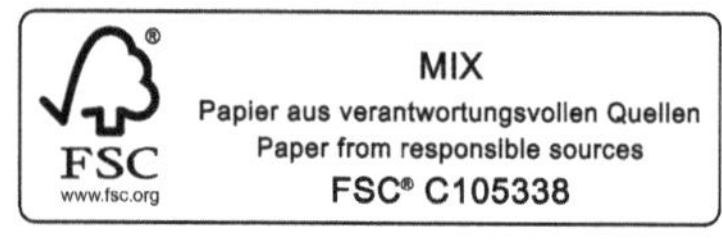

Printed by Books on Demand GmbH, Norderstedt / Germany